U0367574

上海市科委科技创新行动计划专项（项目编号 24DZ2303800）

上海市健康科普人才能力提升专项（项目编号 JKKPYL-2024-A02）

"糖友"口腔健康呵护手册

名誉主编　张志愿

主　　编　徐袁瑾

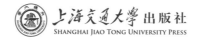

上海交通大学出版社

SHANGHAI JIAO TONG UNIVERSITY PRESS

内容提要

本书是一本专为糖尿病患者编写的口腔健康科普图书,涵盖牙周炎、龋病、种植、修复、黏膜疾病等 12 个章节,全面解析糖尿病与口腔健康的密切关系。通过通俗易懂的文字和生动形象的漫画,详细介绍了糖尿病患者常见口腔问题的成因、预防措施及治疗方法,帮助读者更好地管理口腔健康。本书不仅适合糖尿病患者及其家属阅读,也可作为口腔健康爱好者、医护人员以及健康教育工作者进行健康教育的参考工具,旨在提高公众对糖尿病与口腔健康关联的认知,促进疾病的早期预防和科学管理。

图书在版编目(CIP)数据

"糖友"口腔健康呵护手册/徐袁瑾主编. —上海:上海交通大学出版社,2025.4. —ISBN 978-7-313-32470-2

Ⅰ. R587.2-62;R78-62

中国国家版本馆 CIP 数据核字第 20259XV401 号

"糖友"口腔健康呵护手册
"TANGYOU" KOUQIANG JIANKANG HEHU SHOUCE

主 编:	徐袁瑾				
出版发行:	上海交通大学出版社		地 址:	上海市番禺路 951 号	
邮政编码:	200030		电 话:	021-64071208	
印 制:	上海锦佳印刷有限公司		经 销:	全国新华书店	
开 本:	880mm×1230mm 1/32		印 张:	4.75	
字 数:	102 千字				
版 次:	2025 年 4 月第 1 版		印 次:	2025 年 4 月第 1 次印刷	
书 号:	ISBN 978-7-313-32470-2				
定 价:	38.00 元				

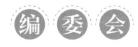

编委会

名誉主编　张志愿

主　　编　徐袁瑾

副 主 编　陆海霞　陆颖理　陈　曦　吴轶群
　　　　　胥　春　黄正蔚　宋忠臣　沈雪敏

编　　者　（以姓氏笔画排序）
　　　　　王　阅　包佳丽　朱慧敏　李　青　吴轶群
　　　　　沈雪敏　宋忠臣　张首煜　陆海霞　陆颖理
　　　　　陈昕煜　陈　曦　周宇宁　周　佳　胡　月
　　　　　胥　春　徐袁瑾　黄正蔚　詹婧彧

编者单位　国家口腔医学中心
　　　　　国家口腔疾病临床医学研究中心
　　　　　上海交通大学医学院附属第九人民医院
　　　　　上海交通大学口腔医学院

牙周病是一种常见的口腔疾病,会导致牙龈红肿、出血、牙齿松动甚至丧失。研究表明,糖尿病患者更容易患上牙周病,而严重牙周病可促使糖尿病的发生、发展并达到难以控制的程度,导致心肌梗死、脑梗死等严重并发症的发生。龋病也是一种常见的口腔疾病,高血糖状态下口腔内酸性环境的改变会引起牙齿表面的腐蚀和损坏。因此,糖尿病患者需要特别注意口腔卫生,预防牙周病和龋病的发生。良好的口腔健康管理不仅有助于控制血糖水平,还能有效预防糖尿病相关并发症的发生。因此,了解和认识糖尿病与口腔疾病之间的关系,对于患者的整体健康至关重要。

　　上海交通大学医学院附属第九人民医院徐袁瑾教授带领诸多医学同仁编写了这本《"糖友"口腔健康呵护手册》,详细介绍了糖尿病对口腔健康的影响,以及如何通过口腔的治疗和管理来维护糖尿病患者的口腔健康。书中的每个问题都是在义诊和临床工作中糖尿病患者问得最多的问题。编者们用通俗易懂的语言和形象生动的漫画进行了诠释,使之成为一本兼顾科学性、趣味性和可读性的科普图书。通过这些深入浅出的描述,我相信糖尿病患者和相关医护人员能从中获益,从而进一步促进口腔健康与全身健康。

最后,我要感谢所有为本书的编写和出版作出贡献的专家和同道,以及所有支持我们口腔科普事业的读者。本书是一本关于口腔健康与全身健康的好书,我诚挚推荐给广大读者阅读。

预祝我们早日实现"健康中国"大业。

中国工程院院士

国家口腔医学中心名誉主任

国家口腔疾病临床医学研究中心名誉主任

2025 年 2 月

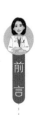

#

前　言

　　口腔健康对于全身健康至关重要,在糖尿病患者中,这一点尤为突出。糖尿病是一种全球性的慢性疾病。近年来,糖尿病的患病率持续增长,我国糖尿病的患病率为12.4%,在老年人群中的患病率更是高达30.2%,影响着3 550万老年人,其中男性患病率高于女性。而目前我国糖尿病知晓率(36.7%)、治疗率(32.9%)和控制率(50.1%)提升缓慢,糖尿病防控任务依然艰巨。

　　糖尿病患者的口腔就像一片脆弱的"生态湿地",过高的血糖会破坏原本平衡的口腔微环境,导致牙龈炎症的蔓延,使牙周组织被"侵蚀",口腔黏膜变得敏感、脆弱,牙齿本身也可能在这场无声的"战争"中摇摇欲坠。这些口腔问题不仅给患者带来不适,更可能成为糖尿病病情恶化的"帮凶",形成恶性循环。因此,对糖尿病患者的口腔疾病应早筛查,做到"早发现、早诊断、早治疗"。

　　本书介绍了糖尿病与牙周疾病、牙体疾病和黏膜疾病等常见口腔疾病之间的关系。编者们以朴素平实的语言,采用生动形象的漫画图片与临床照片相结合的方式,力求将晦涩难懂的医学专业知识通俗易懂地展现给广大读者。希望这本书能够为大家带来有用的知识,并成为大家维护口腔健康、管理糖尿病的有力工具。

本项目研究得到了上海市科委科技创新行动计划专项(项目编号:24DZ2303800)以及上海市健康科普人才能力提升专项(项目编号:JKKPYL‑2024‑A02)的支持,在此深表感谢!同时,也衷心感谢所有为这本书的创作和出版付出辛勤劳动的同道们。

2025 年 2 月

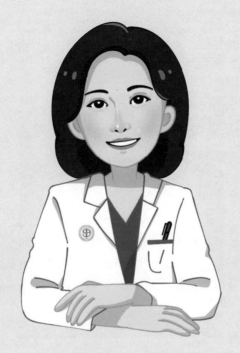

徐袁瑾　医生

　　上海交通大学医学院附属第九人民医院副院长、上海交通大学口腔医学院党委书记、口腔外科主任医师、教授、博士生导师。从事口腔外科临床工作近30年，擅长各类口腔疾病的诊治，主攻高难度阻生牙、埋伏牙、多生牙的微创拔除，以及齿槽部疾病的治疗等。近年来，获得上海市领军人才、上海市优秀技术带头人、上海市健康科普引领人才、上海市教育系统巾帼建功标兵、黄浦区领军人才等荣誉称号。

漫画角色介绍

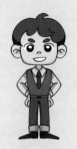

唐豆豆

年龄：38 岁

性别：男

身体健康状况：身体还算硬朗，但工作应酬较多，经常熬夜且饮食不规律。

潜在健康问题：遗传因素和持续不良的生活习惯可能引发高血糖等慢性疾病。

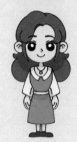

唐甜甜

年龄：35 岁

性别：女

身体健康状况：整体较为健康，平时注重运动和饮食均衡。

潜在健康问题：由于喜爱甜食，且有时忙碌起来忽略口腔清洁细节，牙齿出现了一些龋齿问题，牙龈也偶尔会因上火而红肿出血。

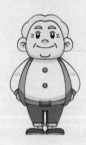

唐爷爷

年龄：68 岁

性别：男

身体健康状况：患有糖尿病，通过药物和饮食控制血糖水平，平时适当散步。

潜在健康问题：牙齿松动情况严重，多颗牙齿已经脱落。且由于长期吸烟，余留牙齿表面有明显烟渍，外加糖尿病影响口腔组织愈合能力，镶牙后愈合较慢。

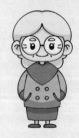

唐奶奶

年龄：65 岁

性别：女

身体健康状况：患有糖尿病，日常严格遵循医嘱服药和控制饮食。但因年龄增长，身体免疫力下降，容易感冒咳嗽。

潜在健康问题：由于多颗牙齿已经脱落，口内佩戴假牙，有时清洁不当，假牙基托与牙龈接触部位容易滋生细菌，引发牙龈炎症。唾液分泌减少，导致口腔干燥，易发口腔溃疡。

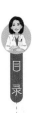

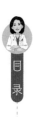

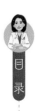

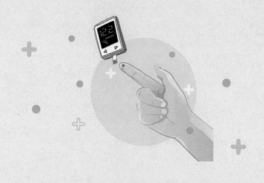

一、"糖友"牙龈出血？
当心是糖尿病惹的祸
——糖尿病与牙周炎

牙周病是一种由菌斑中的微生物引起的可影响牙齿周围组织的炎症性、破坏性疾病。常见的牙周病包含牙龈炎和牙周炎等，表现为牙龈红肿、出血，严重时可引起牙齿松动和脱落。牙周炎是成人牙齿缺失的首要原因。

糖尿病和牙周炎是什么关系？"糖友"是不是更容易患牙周炎？患了牙周炎以后，是不是糖尿病症状会更为严重呢？"糖友"应该如何维护牙周健康呢？请读者们在本章寻找答案……

1. 糖尿病和牙周炎，谁是因？ 谁是果？

　　糖尿病患者，我们亲切地称他们为"糖友"，他们的牙龈常反复出血，往往是因为高血糖导致了牙周炎的发生。

　　糖尿病是一组因胰岛素绝对或相对分泌不足，以及细胞对胰岛素敏感性降低引起的碳水化合物、蛋白质、脂肪代谢紊乱性疾病。牙周炎是一种由菌斑中的微生物引起的影响牙齿周围组织的炎症性、破坏性疾病。牙周炎是成人牙齿缺失的首要原因。

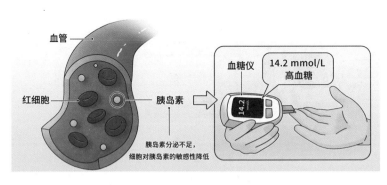

ⓞ 糖尿病

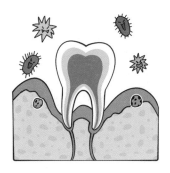

◐ 牙周炎

糖尿病和牙周炎是互为因果、相互影响的两种疾病：一方面，糖尿病是牙周炎的危险因素；另一方面，牙周炎也对血糖水平的控制有着不良影响。

牙周炎是糖尿病的主要并发症之一，有不少"糖友"同时患有牙周炎。研究显示，糖尿病患者患牙周病的风险远高于非糖尿病患者，而且糖尿病患者的牙周健康状况更差。在糖尿病患者中，一些代表牙周炎严重程度的临床指标（如牙周袋深度、缺失牙数量等）都高于非糖尿病患者。与此相对应的是，牙周炎患者同时患有糖尿病的风险也是牙周健康者

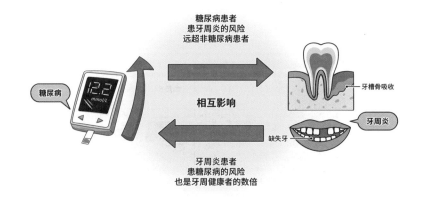

◐ 糖尿病和牙周炎互为因果，相互影响

的数倍，牙周炎患者的空腹血糖、糖化血红蛋白水平和胰岛素抵抗指数等也显著高于牙周健康者。

因此，牙周炎和糖尿病存在双向关系，相互影响和加强。对于"糖友"而言，维护牙周组织健康，也是控制血糖水平的一项重要措施。

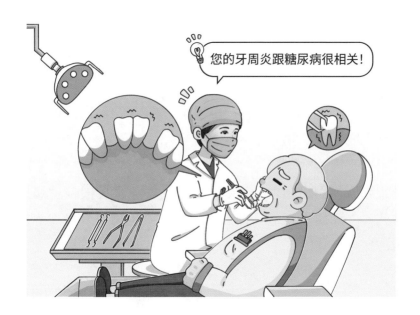

2. 为什么"糖友"的牙周炎不容易好?

　　"糖友"往往更容易患牙周炎,而患牙周炎后其症状也更为严重。一些"糖友"还发现,即使已经开始了牙周炎的系统治疗,牙周炎仍然好转得很慢,疗效也不稳定,这又是为什么呢?

　　这是因为"糖友"往往免疫力下降,并伴有微血管病变,导致胶原蛋白代谢发生障碍,从而使自身容易被各种病原体感染。牙周炎就是一种因菌斑中的微生物引发的炎症性和破坏性疾病。

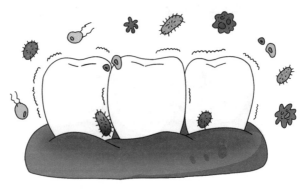

ᑎ "糖友"被病原体感染,菌斑中的微生物引发慢性炎症

当"糖友"患牙周炎后，常常迅速进展为中、重度牙周炎，治疗效果往往不佳。研究发现，糖尿病患者口腔内牙周炎相关致病细菌的种类和数量以及与炎症状态相关的一些细胞因子和代谢产物都显著高于非糖尿病患者。也就是说，相较于非糖尿病患者而言，糖尿病患者体内的炎症水平更高。因此，"糖友"的牙周炎进展相对较快，牙槽骨也被破坏得更严重，治疗效果也相对较差。同时，严重的牙周炎又会反过来加重局部或全身的炎症状态，加重胰岛素抵抗，影响血糖水平控制，形成恶性循环。

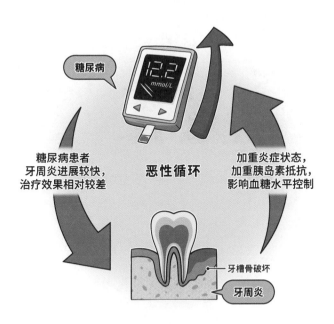

∩ 糖尿病和牙周炎的恶性循环

由此可见，"糖友"的牙周炎治疗需要其付出更长的时间和更多的耐心，即便短期内治疗效果暂时不理想，也不能就此放弃，而是应该保持积极主动的态度接受治疗。

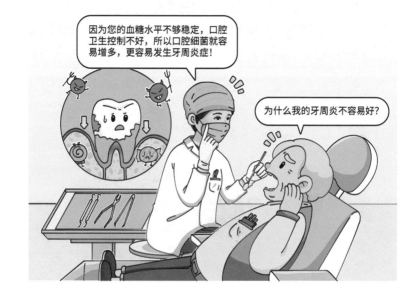

3. "糖友"如何做好牙周炎的预防？

　　"糖友"的免疫力往往有不同程度的下降，而牙周组织作为一个血管丰富的敏感组织，一旦发生感染，其伤口就不易愈合。因此，牙周炎的预防就显得格外重要。以下措施可以帮助牙周炎的预防：

　　第一，控制血糖水平。血糖水平控制平稳有利于为牙周组织的愈合创造良好的环境，增强牙周组织的免疫能力，降低炎症发生的概率。

　　第二，控制牙菌斑，改善生活习惯。牙菌斑是牙周炎的始动因子，及时清洁牙菌斑是预防和控制牙周炎最重要的措施。牙周炎的预防除了每日早、晚刷牙及饭后漱口之外，还需要每天使用牙线、牙间隙刷或冲牙器等辅助清洁工具。如有活动义齿（俗称"假牙"），每天也要记得及时清洁，必要时辅以专用义齿清洁片。对于有吸烟习惯的"糖友"，戒烟也是预防牙周炎的重要环节。

　　第三，定期进行口腔检查。定期的口腔检查有助于口腔疾病的"早发现、早诊断、早治疗"，在疾病初期便能及时

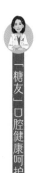

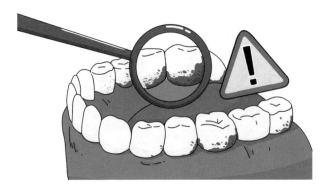

⚪ 牙菌斑是牙周炎的始动因子

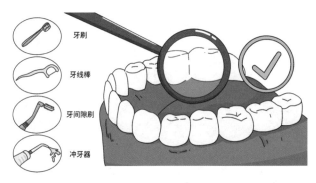

牙刷

牙线棒

牙间隙刷

冲牙器

⚪ 及时清除牙菌斑是预防和控制牙周炎的重要措施

采取阻断措施。血糖水平控制稳定的"糖友"需要至少每半年进行一次口腔检查，并定期洁牙。定期洁牙可以去除牙齿表面的菌斑、色素和牙结石，减少牙龈肿胀和刷牙出血的发生，改善局部或全身炎症状态，提高日常生活质量。而对于血糖水平控制不太稳定的"糖友"，则需要在内科医生的指导下调整血糖控制方案，在口腔科医生的建议下根据自身血糖水平控制状况制订牙周治疗计划。

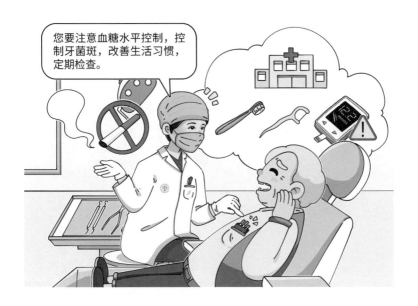

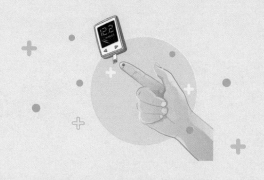

二、"糖友"之忧：
戒糖和控糖就能远离"蛀牙"吗？
——糖尿病与龋病

　　龋病（俗称"蛀牙"）是一种常见的口腔疾病，在致龋菌感染和不良饮食习惯等多种因素共同作用下，发生在牙齿硬组织的慢性、进行性、破坏性疾病，可以表现为牙齿硬组织的颜色、质地和外观发生变化。

　　既然叫"糖"尿病，是不是"糖友"更容易患龋病？两者是否有关？"糖友"患了龋病怎么办？对于"糖友"，怎样可以避免龋病的发生？本章将为大家做出解答……

1. 糖尿病和"蛀牙"有关吗？

糖尿病本身和龋病并无关联。但是，如果"糖友"出现唾液分泌减少、口舌干燥等症状时，就要特别警惕龋病的发生。

正常的唾液分泌对维护口腔健康和减少龋病的发生有着重要作用。唾液起到了对牙齿的冲刷和清洁作用，同时唾液中的缓冲体系可以大大减少饮食和菌斑中的酸性物质对牙齿的侵蚀，唾液里含有的免疫抗菌成分也有助于清除牙面上的细菌从而保护牙齿。

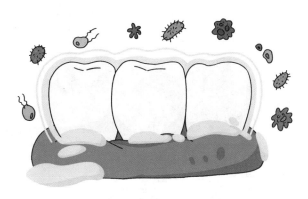

❶ 唾液对牙齿的保护作用

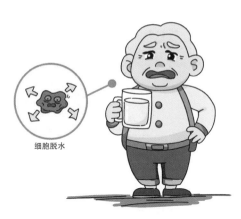

细胞脱水

由于体内血糖水平高，造成细胞水分摄入和排出的不平衡，从而会引起细胞脱水，导致不少"糖友"会出现口干的症状。如果唾液分泌减少，就会导致口腔自洁作用降低，容易堆积牙菌斑；同时还

ᑒ 不少"糖友"会出现口干的症状

会因缓冲能力下降而引起牙齿对酸性物质的抗侵蚀能力减弱、再矿化作用降低。

　　口腔局部环境的改变、免疫球蛋白减少、牙菌斑增加，这些因素都会造成口腔环境变差，牙齿表面菌斑变多，增加了龋病发生的可能。

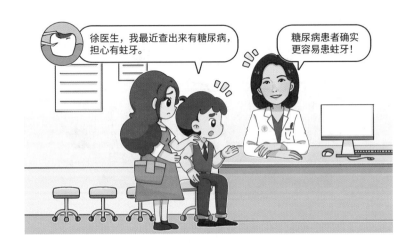

徐医生，我最近查出来有糖尿病，担心有蛀牙。

糖尿病患者确实更容易患蛀牙！

2. "糖友"患了"蛀牙"怎么办？

"糖友"唾液分泌量减少时，口腔自洁作用会减弱，往往更容易患龋病（"蛀牙"）。如果"糖友"发现自己有"蛀牙"，建议及时到专业的医疗机构进行检查和治疗。

龋病早期：没有特殊感觉，有时无法通过肉眼及时发现，需要借助特殊检查设备加以确认。对于还没有形成龋洞的早期龋病，可以采用局部涂氟、加强口腔清洁等方式促进牙齿再矿化，以恢复牙齿的健康。

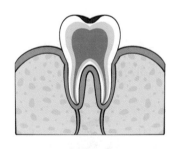 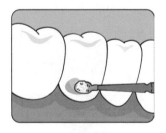

龋病早期　　　　　　　　　　　局部涂氟

龋病中期：牙齿已经出现了颜色、形状和质地的改变，遇到冷、热、酸、甜等刺激时，可能会出现牙齿酸痛等不适。

这个阶段的"蛀牙"是无法自行愈合的,一定要尽早请医生采用充填、嵌体等治疗方式填补牙齿上的缺损。

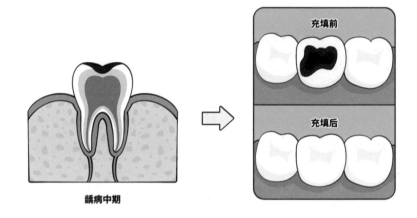

龋病中期

龋病晚期:细菌感染已经导致牙髓(俗称"牙神经")和牙齿周围组织炎症,不仅可引起牙齿疼痛、牙龈红肿、脓包等症状,还可能造成牙槽骨、颌骨或颌面部软组织感染。此时,单纯的"补牙"已经无法满足需求,需要进行根管治疗、抗炎治疗,甚至要切开排脓或拔牙。总之,"糖友"患有龋齿后,一定要及时就诊并接受治疗,切莫拖延。

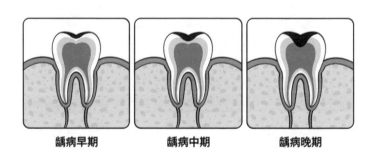

龋病早期　　　　龋病中期　　　　龋病晚期

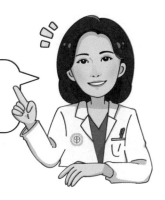

- 龋病早期：局部涂氟、加强清洁。
- 龋病中期：及时充填修复。
- 龋病晚期：根管治疗、抗炎治疗等。

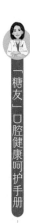

3. "糖友"如何预防"蛀牙"?

对于"糖友"来说,戒糖和控糖仅仅是远离"蛀牙"的第一步。既然有口干症状的"糖友"非常容易患龋病,那么"糖友"该如何预防"蛀牙",减少龋病的发生呢?

第一,控制血糖水平是第一要务。将血糖水平控制在合理范围内,可以缓解口干状况。对于因药物引起的口干症状,可以在咨询医生后进行调整。必要时可以使用人工唾液、其他对症药物或漱口水,缓解口干症状。

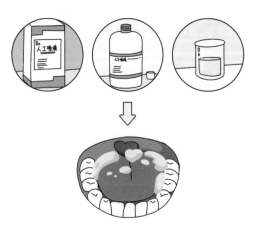

⋂ 必要时可使用人工唾液等缓解口干症状

第二，加强口腔卫生。除了每天早晚刷牙、饭后漱口之外，还需要每天使用牙线、牙间隙刷或冲牙器等清洁牙缝。对于容易出现食物嵌塞或牙根暴

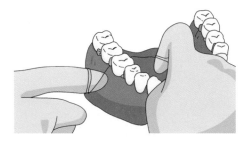

🦷 使用牙线清洁牙缝

露的老年人，尤其要注意牙缝和牙根之间的清洁。

第三，合理使用氟化物。对于口干症状较为严重者，可以每3～6个月请医生进行1次专业的局部涂氟，以增强牙齿的抗酸能力，减少龋病的发生。

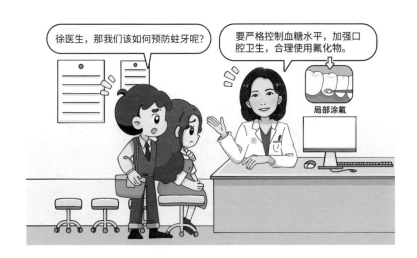

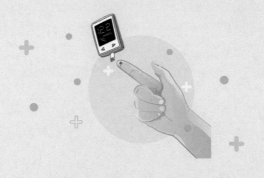

三、牙根的"甜蜜陷阱"
——糖尿病与根尖周炎

根尖周炎是指发生于牙齿根尖周组织的炎症性疾病，大多是由于龋病、牙齿缺损、创伤或其他因素引起，常常伴随牙齿疼痛、牙冠缺损变色和（或）牙龈红肿、流脓等不适。

都说糖尿病患者免疫功能下降，伤口不容易愈合，那么，是不是"糖友"的龋病特别容易发展成根尖周炎呢？两者之间有没有关联？"糖友"应该如何预防和治疗根尖周炎？希望读者们可以在这一章找到答案……

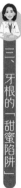

1. 糖尿病和根尖周炎之间存在关联吗？

　　糖尿病和根尖周炎之间存在关联，并且两者相互影响。根尖周炎是一种以牙齿根尖周骨质破坏和吸收为主的常见口腔炎症性疾病，主要表现为牙齿疼痛、牙龈肿胀、流脓，严重时可导致患者出现持续性疼痛及牙齿松动等症状，影响牙齿咀嚼功能。根尖周炎的常见病因包括龋病、创伤或者其他因素。

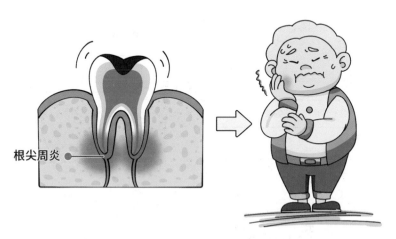

根尖周炎

🔊 根尖周炎会导致患者出现持续性疼痛及牙齿松动等症状

随着我国糖尿病患者人数日益增多,糖尿病合并根尖周炎的病例数量也呈逐渐增加趋势。临床观察发现,若患者在接受根管治疗前已患糖尿病,其治疗成功率较其他患者会显著下降。与此同时,如果"糖友"未能良好地控制血糖水平,会使龋病、牙髓炎和根尖周炎的病情加重。以上临床现象体现了糖尿病与根尖周炎的密切关系:一方面,糖尿病会增加根尖周炎的发病风险。在高糖环境下,根尖周炎的发生率和牙槽骨吸收的程度均会上升,患者的治疗次数增加,愈合时间延长,可能导致根管治疗失败,甚至需要拔

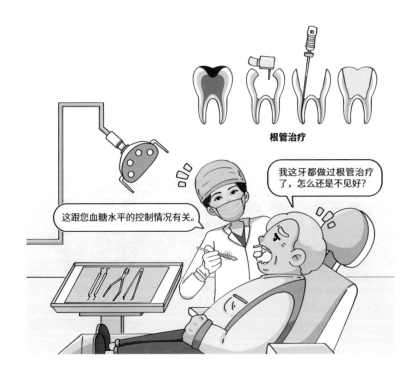

根管治疗

我这牙都做过根管治疗了,怎么还是不见好?

这跟您血糖水平的控制情况有关。

除患牙。另一方面，根尖周炎的存在可能会加重"糖友"的血糖水平控制难度，对全身健康产生负面影响。

　　因此，"糖友"要知道，糖尿病与根尖周炎是相互影响的，良好的血糖水平控制有利于预防根尖周炎等口腔疾病的发生或降低口腔疾病的严重程度。同时也要明确，口腔疾病的预防比治疗更重要，生活中要重视口腔健康，以预防和控制根尖周炎的发生。

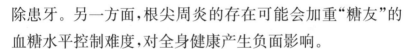

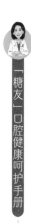

2. 糖尿病与根尖周炎是如何相互影响的呢？

　　"糖友"更容易受到根尖周炎问题的困扰，主要是因为：

　　第一，"糖友"的免疫功能通常受损，特别是当血糖水平不受控制时，如若口腔卫生状况没有控制好，就会助长龋病的发生，并可能使其进一步发展为根尖周炎。

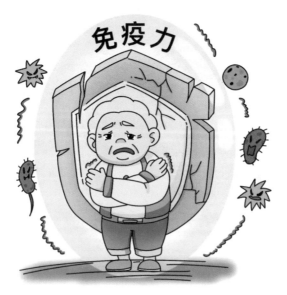

ⓝ "糖友"的免疫功能通常受损

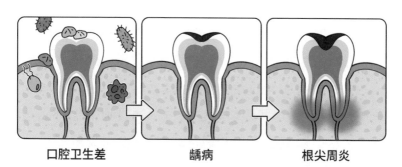

口腔卫生差　　　　　龋病　　　　　根尖周炎

⋂ 口腔卫生不良会助长龋病的发生,龋病可进一步发展为根尖周炎

第二,糖尿病会导致微血管损伤和神经损伤,这会影响口腔组织的血液供应情况和神经传导功能,患者一旦发生牙髓感染将会更难愈合,易形成慢性根尖周炎。

损伤前　　　　　　　　　损伤后

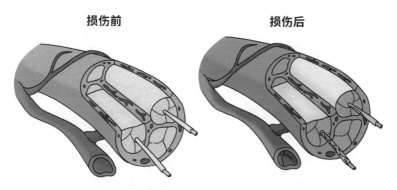

⋂ 糖尿病会导致微血管和神经损伤

第三,"糖友"的口腔健康可能受到其他因素的影响,例如口干、口腔内 pH 值变化等,这些因素也可能促使根尖周

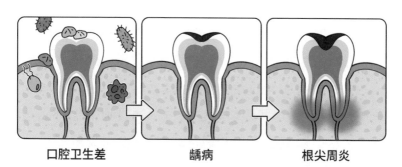

炎的发生。

第四，"糖友"的免疫力较差，即使进行根管治疗等根尖周炎的治疗，根尖周炎也可能愈合缓慢，容易出现复发。

反之，根尖周炎的发生会导致口腔内感染，从而引起一系列炎症反应。这些致病微生物可以通过血液循环到达相关脏器，从而影响患者的血糖水平。根尖周炎可能进一步引起牙齿疼痛、牙龈肿胀等症状，影响"糖友"的生活质量，进而影响其全身健康状况。

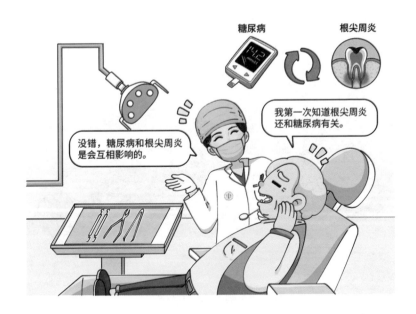

3. "糖友"该如何防治根尖周炎呢?

事实上,大部分因根尖周炎等口腔问题就诊的"糖友"的血糖水平控制并不理想。因此,"糖友"在日常生活中应注意以下防护要点:

第一,控制血糖水平。遵循医生的治疗方案,严格控制血糖水平,按照医生的建议进行药物治疗和(或)胰岛素注射。健康饮食,避免吸烟和饮酒,避免进食过多的糖分和加工食品。选择低糖、高纤维的健康饮食有助于稳定血糖水平。定期监测血糖水平,并根据情况调整饮食结构或接受药物治疗。

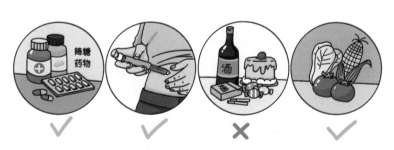

❶ 遵循医嘱接受药物治疗和调整饮食结构

第二,保持良好的口腔卫生习惯。每天至少刷牙2次,特别是在睡前和早晨起床后刷牙,使用软毛牙刷和含氟牙膏。每天使用牙线清洁牙缝,清除食物残渣和牙菌斑。使用漱口水有助于清除口腔中的细菌和残留物。

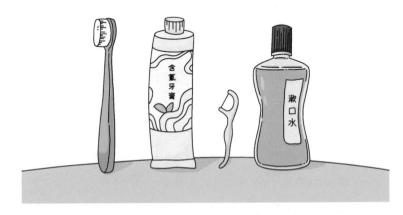

⋒ 使用软毛牙刷、含氟牙膏、牙线棒和漱口水维持口腔卫生

总之,"糖友"预防和控制根尖周炎的关键在于保持良好的口腔卫生习惯、严格控制血糖水平、定期就诊检查和及时治疗口腔疾病。当"糖友"发现龋病或者根尖周炎等口腔问题时,应积极咨询口腔科医生和内分泌科医生。"糖友"若出现了口干、牙齿疼痛等症状,应及时到口腔科就诊,还要同时定期去内分泌科复诊。医生不仅会监测患者的血糖水平、体重等相关指标,还会提醒患者患龋病、根尖周炎等口腔疾病的可能性,为"糖友"的全身健康保驾护航。

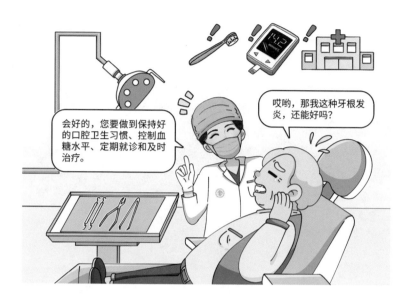

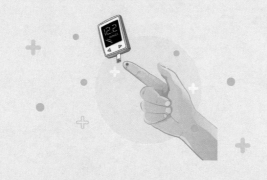

四、一颗松动牙的"生死抉择"
——糖尿病与松动牙

牙齿是人体重要的咀嚼器官之一,而很多"糖友"都面临着牙齿松动的困扰。牙齿松动不仅会影响咀嚼功能、口腔健康和面部美观,如果不及时治疗,还可能会加重"糖友"的糖尿病症状。

那么,为什么会出现牙齿松动? 血糖升高是导致牙齿松动的元凶吗? 该如何处理松动的牙齿? 在什么情况下需要拔除松动牙? 拔牙有哪些注意事项? 牙齿拔除后,"糖友"又该在何时进行修复? 如何选择修复方式? 让我们带着这些疑问慢慢阅读接下来的内容……

1. "糖友"牙齿松动的原因是什么？与血糖相关吗？

牙周炎和根尖周炎是导致"糖友"牙齿松动的主要原因，这些都与血糖相关。

第一，牙周炎是影响牙周组织的炎症性、破坏性疾病。牙周炎会导致牙齿周围的支持组织——牙槽骨被吸收，最终会导致牙齿松动。牙齿松动程度与牙周病的严重程度有关。流行病学调查显示，糖尿病患者人群中牙周病的发病率及严重程度均高于正常人群。

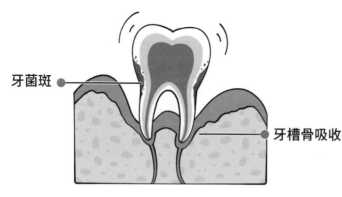

牙菌斑

牙槽骨吸收

∩ 牙槽骨吸收

第二，根尖周炎。根尖周炎在急性期表现为牙齿突然松动，有伸长感，不敢咬合，急性期过后，牙齿可以重新稳固；根尖周炎处于慢性期时，牙齿通常不会松动，但如果病变范围较大，破坏较多牙周组织时，可能会出现持续性牙齿松动。

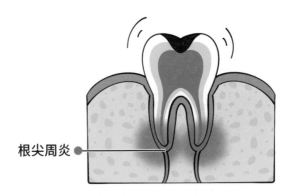

根尖周炎

❶ 根尖周炎导致牙齿持续松动

综上所述，"糖友"牙齿松动的主要原因是牙周炎和根尖周炎。而血糖值会影响口腔内菌群的组成，血糖值过高会加重牙周炎和根尖周炎的严重程度，进而加重牙齿松动情况。

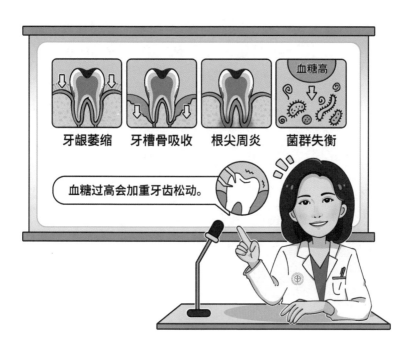

2. "糖友"的松动牙在什么情况下需要拔除？拔牙全过程的注意事项有哪些？

　　拔除松动牙的时机主要取决于牙周治疗后牙齿的松动程度及牙周组织的破坏程度。临床上将牙齿松动分为Ⅰ、Ⅱ、Ⅲ度，对应轻、中、重度，通常情况下，对于Ⅱ～Ⅲ度松动的牙齿，在经过治疗后若牙周组织未能有效恢复，则可考虑拔除。

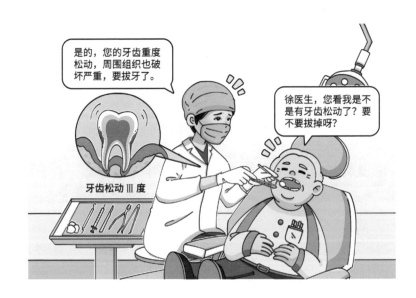

"糖友"在拔牙全过程的注意事项如下：

拔牙手术前：

第一，"糖友"在拔牙前最应注意的就是血糖值，空腹血糖值低于 8.88 mmol/L 可拔牙，拔牙前三日须口服抗生素以预防拔牙术后感染。

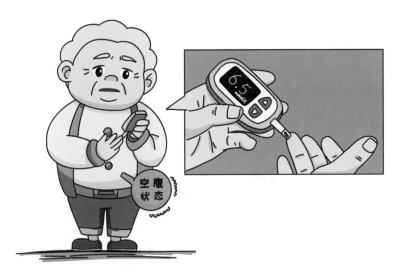

空腹状态

⋒ 空腹血糖值低于 8.88 mmol/L 可拔牙

第二，如果有其他系统性疾病，如高血压、心脏病等，一定要告知医生，并在医生的指导下做好拔牙手术前准备。

拔牙手术当天：

第一，女性应避开生理期、妊娠期前 3 个月和妊娠后 3 个月。

第二，拔牙手术当天不能空腹。

拔牙手术后：

第一，"糖友"拔牙后须口服抗生素以预防感染。

第二，对于拔牙后创口上的纱布或棉球，患者可咬住约半小时后将其取出。拔牙48小时内唾液中含有少量血丝属于正常现象，不必惊慌，正常咽下唾液即可，注意避免做吮吸动作。如果口腔内有大量的新鲜血液流出，请及时就医。

第三，拔牙后2小时方能饮水和进食。建议患者吃流质或半流质食物，饮食清淡，避免油腻、辛辣、过烫及坚硬的食物，进食时应尽量避免拔牙侧咀嚼。

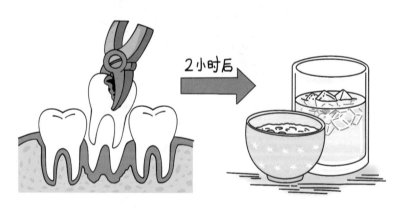

ⓞ 拔牙后2小时方能饮水和进食

第四，拔牙后24小时内不要刷牙及漱口，24小时后可以进行适当力度的漱口，刷牙要尽量避开手术区域。

第五，拔牙当天避免进行剧烈运动。

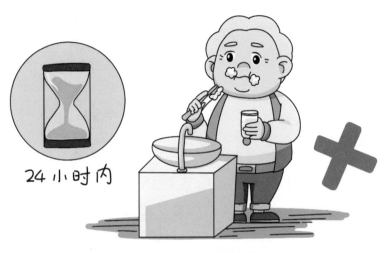

🦷 拔牙后 24 小时内不要刷牙及漱口

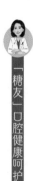
3. "糖友"拔牙后何时进行修复？ 修复方式该如何选择？

"糖友"通常可在拔牙 3～6 个月后进行缺牙修复。

目前缺牙有三种主要的修复方式：

第一，固定修复。就是大家常说的"烤瓷桥"，即用缺牙旁边的天然牙齿作为"桥墩"，将用人工材料制作的义齿粘接固定在"桥墩"牙上。优点是比较美观、舒适，咀嚼功能恢复较好，无须摘戴。缺点是要把缺牙旁边的天然牙齿磨小，如果天然牙是活髓牙，则存在牙髓损伤的风险；如果口腔卫生清洁不佳，则会使"桥墩"牙后期发生"蛀牙"和牙周病的风险增加。

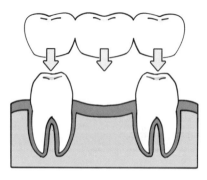

♠ 固定修复

第二,活动修复。即利用口腔内剩余的天然牙、黏膜或牙槽骨作为支撑,用人工牙恢复缺失牙的形态和功能,用基托恢复缺损的牙槽骨及其周围的软组织形态,患者可以自行摘戴义齿。这种修复方式的优点是不用磨损或仅少量打磨天然牙齿;缺点是义齿体积较大,戴入口腔内有异物感,需要每天摘戴、清洗,微笑、讲话时卡环等结构暴露会影响面部美观;如果口腔卫生清洁不佳,周围的天然牙齿发生龋病、牙周疾病的风险会较高。

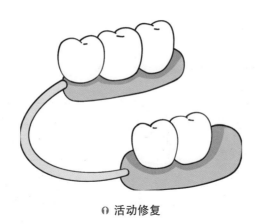

↷ 活动修复

第三,种植修复(俗称"种牙")。即在缺牙部位直接植入人工牙根(种植体),在其上方再制作人工牙齿(种植冠)。种植体的优点是美观、不磨损其他牙齿,患者佩戴舒适,通常无须摘戴,咀嚼功能恢复较好。缺点是需要手术操作,费用较高,治疗流程较长。

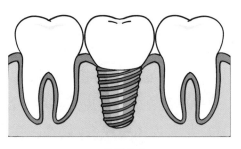

∩ 种植修复

　　"糖友"在控制血糖水平及牙周炎的情况下，可根据自身情况选择适宜的修复方式。

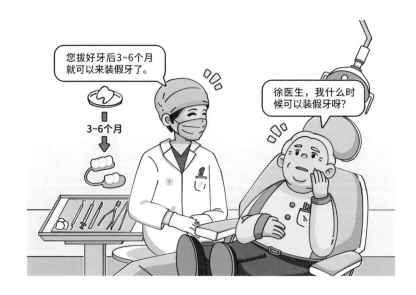

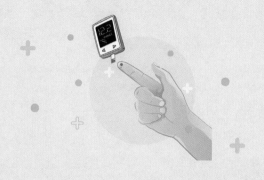

五、种植牙中的举棋不定
——糖尿病与种植牙

在上一个章节中,我们了解到种植牙作为一种常用的修复方式,可以帮助"糖友"恢复缺牙的形态和功能。

但是,接踵而至的是很多"糖友"的疑问:所有的"糖友"都可以种植吗? 种植有哪些风险? 种植前需要做什么准备? 种植牙可以使用多久? 该如何维护从而提高种植牙的使用寿命? 让我们在接下来的内容中为您一一解答⋯⋯

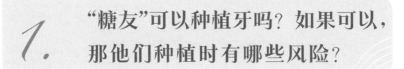

1. "糖友"可以种植牙吗？如果可以，那他们种植时有哪些风险？

在血糖水平得到理想控制的情况下，"糖友"也是可以种植牙的。

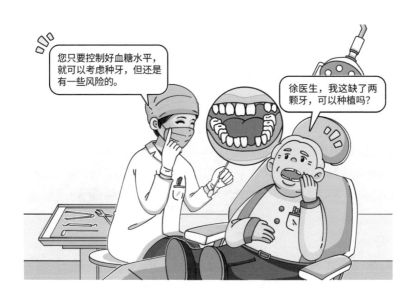

相对于传统的烤瓷桥和活动义齿，种植牙具有以下优点：

第一，不损伤邻牙。种植牙不对周围牙齿进行较大量的磨削,不会损伤周围的健康牙齿。

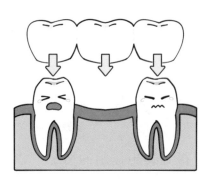

❶ 传统的烤瓷桥会损伤邻牙

第二,稳固持久。种植牙是将种植体植入骨头里,相较传统的烤瓷桥和活动义齿,更为稳固持久。

第三,使用感好。与活动义齿相比,种植牙使用起来异物感明显降低,咀嚼效率高,无须摘戴,舒服且方便;与传统的烤瓷桥相比,种植牙易清洁。

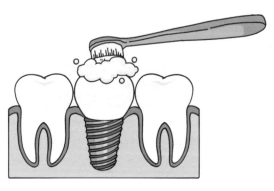

❶ 种植牙易清洁

第四,美观。种植牙外观最接近天然牙,整体的协调性和美观性良好。

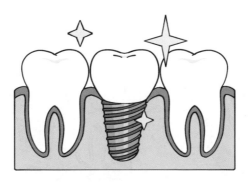

Ω 种植牙外观最接近天然牙

然而,对于"糖友"来说,种植牙存在以下风险:

第一,伤口愈合时间延长或愈合不佳。种植牙植入的过程中会造成软硬组织的手术损伤,而"糖友"若血糖较高,则伤口愈合欠佳的风险会升高。

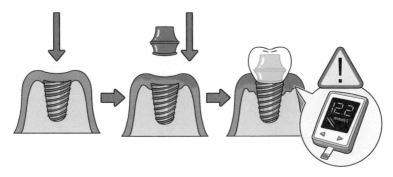

Ω "糖友"若血糖较高,则伤口愈合欠佳的风险会升高

第二,感染。"糖友"如果血糖水平控制不佳,口腔容易滋生细菌,种植体植入后感染的发生率也随之升高。如果不能稳定住血糖水平,则远期也易并发种植体周围疾病及口腔颌面部感染。

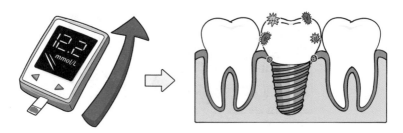

⋒"糖友"如果血糖水平控制不佳,则口腔容易滋生细菌

因此,"糖友"如果无法控制血糖水平,则不建议种植牙,以免发生危险。

2. "糖友"种植牙前应做哪些术前准备及检查？

"糖友"需要控制空腹血糖低于 8.88 mmol/L 并保持血糖水平相对稳定、牙周健康，在这种情况下才可进行种植手术。

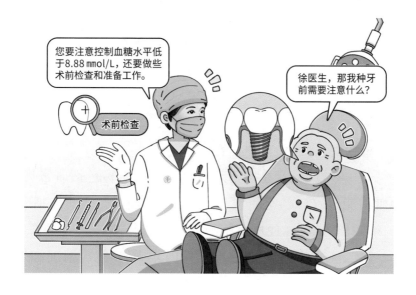

"糖友"在种植前需要做好以下几项术前准备工作：

第一，就诊评估血糖水平及其他全身系统性疾病，判断是否适合做种植手术，同时提前服用抗生素预防感染。

第二，就诊评估口腔情况，如果存在牙周病、龋病等疾病，应先进行治疗。

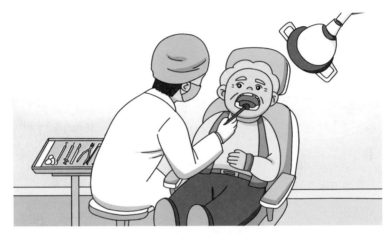

⋂ 就诊评估口腔情况

第三，禁烟禁酒。

种植前需要做以下检查：

第一，术前全身系统常规检查。检查内容包括血常规、凝血功能、传染病、空腹血糖、血压等。确认是否有心脏病史、过敏史等，排除使用双膦酸盐等特殊药物史。

第二，口腔检查。包括检查口内牙周病、龋病情况和邻近牙齿情况。

第三，放射学检查。包括 X 线片、锥形线束 CT（cone beam computed tomograph，CBCT）检查等。

「糖友」口腔健康呵护手册

054

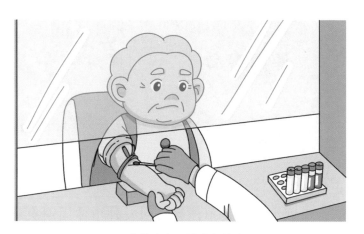

∩ 术前全身系统常规检查

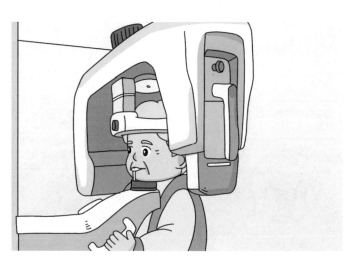

∩ 拍摄口腔全景片

3. "糖友"如何提高种植牙的使用寿命?

　　正常情况下,种植牙的使用寿命约为 40 年。对于"糖友"而言,血糖水平控制不佳容易引发种植体周围疾病,影响种植牙的使用寿命。因此,"糖友"要想提高种植牙的使用寿命,最重要的是控制好血糖水平。此外,还应该注意以下几个方面:

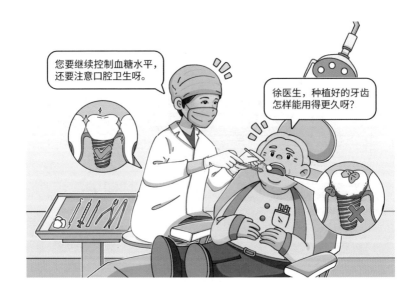

第一,重视日常口腔清洁护理,选择合适的清洁工具,如软毛牙刷、牙线、牙间隙刷和冲牙器等,学习正确的刷牙方法,保持牙缝清洁,确保良好的口腔卫生环境。

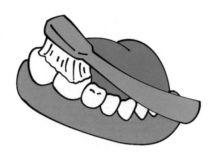

⋒ 学习正确的刷牙方法

第二,避免吸烟,防止尼古丁等有害物质加重种植体周围的炎症。

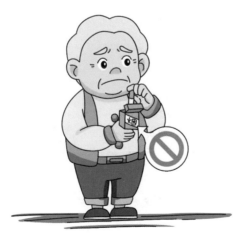

⋒ 禁止吸烟

第三,避免用种植牙咀嚼过硬的食物。

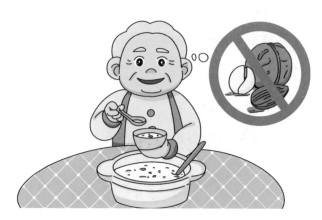

⋒ 避免用种植牙咀嚼过硬的食物

第四,定期复查种植体及牙周情况。定期进行牙周序列治疗和牙周维护,清除平时刷牙时无法清理的牙结石和控制牙菌斑。

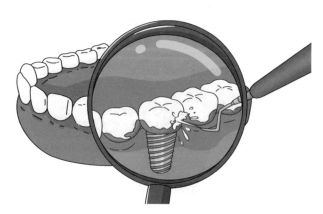

⋒ 定期进行牙周序列治疗和牙周维护,清除牙结石

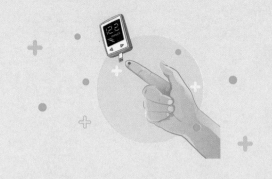

六、不容小觑的"红肿热痛"
——糖尿病与口腔颌面部感染

感染是指病原体(如细菌、病毒、真菌、寄生虫等)侵入宿主并在宿主体内繁殖,引发宿主免疫反应的过程。感染可能导致疾病,也可能无症状。而口腔颌面部因其存在的大量微生物和四通八达的解剖结构,不但容易发生感染,而且一旦发生感染,极易扩散。

那么"糖友"会更容易发生口腔颌面部感染吗?糖尿病是如何成为"糖友"口腔颌面部感染的幕后推手的?为什么"糖友"会出现口腔颌面部感染?"糖友"一旦发生口腔颌面部感染,可能会陷入血糖水平控制困难、感染不断加重的恶性循环,甚至可能会出现呼吸困难、颅内感染等严重的并发症,以至于危及生命。那么,"糖友"该如何应对呢?又有什么预防守则能够帮助"糖友"防患于未"染"呢?这些问题都将在以下内容中找到答案……

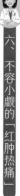

1. "糖友"口腔颌面部感染久治不愈,是糖尿病惹的祸?

是的,糖尿病会造成口腔颌面部感染久治不愈。

如果"糖友"发现自己突然出现了面部"红肿热痛"、嘴巴张不开、吞咽或说话困难甚至伴有高热、寒战的情况,那就需要引起警惕,这可能是"糖友"发生口腔颌面部感染的典型症状,而血糖水平控制不佳正是其"幕后推手"。

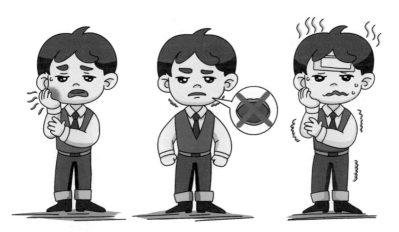

🔊 面部"红肿热痛"、嘴巴张不开、吞咽或说话困难甚至伴有高热、寒战

对于"糖友"来说，口腔颌面部感染不仅更容易出现，也更难控制。这是因为糖尿病患者免疫力低下，并且"糖友"长期处于高糖状态，其口腔是细菌生长繁殖的"天堂"。除此之外，糖尿病还会加重牙周组织的炎症，使"糖友"的口腔颌面部更容易受到感染。而当感染形成后，血糖水平的控制也会变得更加困难，进而使感染不断加重，形成恶性循环。因此，一旦并发口腔颌面部感染，"糖友"一定不能掉以轻心。

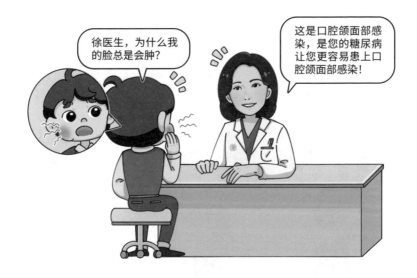

口腔颌面部感染的病因有许多种，感染既可来源于"生病"的牙、牙周组织、淋巴结，也可能源于不规范的医疗操作，其中最常见的病因是"生病"的牙。不论是牙周病，还是智齿冠周炎等口腔炎症，都可以造成口腔颌面部感染。

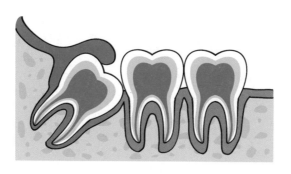

◎ 冠周炎

尽管口腔颌面部感染最初只存在于局部，但千万不可轻视它。由于颌面部存在着四通八达的"道路"，因此细菌很容易扩散，形成口腔颌面部间隙感染。而一旦感染波及的范围过大、过深，病情则会更为危重。"糖友"甚至可能会出现呼吸困难、颅内感染等严重的并发症，以至于危及生命。

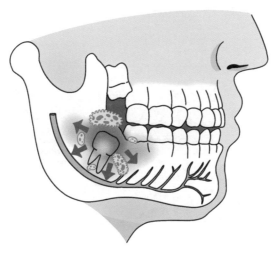

◎ 细菌扩散形成口腔颌面部间隙感染

2. 当"糖友"遇上口腔颌面部感染，应如何应对？

当遇到口腔颌面部感染时，"糖友"可以通过以下五点来应对：

第一，控制血糖水平。加强血糖水平的控制对于不幸"中招"口腔颌面部感染的"糖友"是至关重要的，这能够防止感染进一步恶化。"糖友"在检测了血糖后，应在医生的指导下，选择合适的口服或注射药物，严格控制血糖水平。

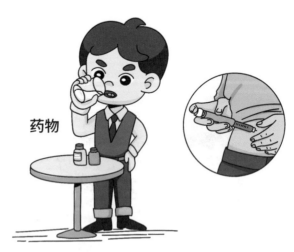

∩ 在医生指导下选择合适的口服或者注射药物控制血糖水平

第二，判断感染的严重程度。感染的严重程度由感染部位、波及范围以及是否可能造成呼吸困难等因素来决定。医生会在仔细检查并判断感染的严重程度后给出相应的治疗方案。

第三，合理使用抗生素。虽然抗生素是帮助"糖友"对抗细菌感染的强大"武器"，但"糖友"一定要在医生的指导下合理地使用抗生素。滥用抗生素可能会使"糖友"产生耐药性而陷入无药可用的境地。

第四，尽早行外科引流。当患处形成脓肿时，就需要将脓肿切开，将"有毒"的脓液迅速排出体外，这样不仅能够减轻疼痛，还能预防感染扩散，使"糖友"更快康复。

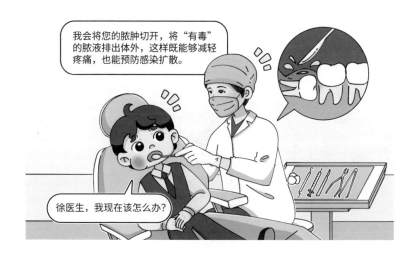

第五，全身支持治疗。"糖友"应保证充分的休息，维持良好的精神状态；摄入充足的营养，补充足够的热量、维生素和蛋白质等，增强机体抵抗力，加速康复。

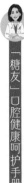

3. "糖友"该如何防患于未"染"?

"糖友"可以参考以下预防守则:

第一,严格控制血糖水平。维持良好的血糖水平是重要的预防措施之一。"糖友"应该定期检测血糖,遵照医嘱服用药物或注射胰岛素,制订均衡合理的饮食计划等。只有控制好血糖水平,才能够抵御感染,为机体筑造起坚实"防线"。

第二,增强免疫力。保持均衡的饮食、进行适量的运动、保证充足的睡眠和减少压力以增强免疫力,使机体能够

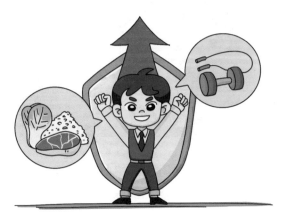

ⁿ 增强免疫力

更好地抵御感染。

第三，保持口腔卫生。保持良好的口腔卫生状况对于预防口腔颌面部感染至关重要。"糖友"应养成良好的口腔卫生习惯，掌握正确的刷牙方法，并每天使用牙线、牙间隙刷、冲牙器等清洁牙缝。

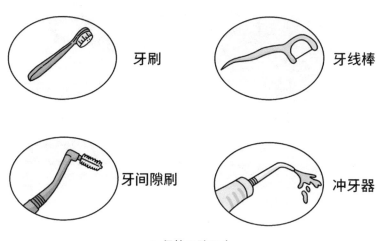

牙刷　　　　　　牙线棒

牙间隙刷　　　　冲牙器

◐ 保持口腔卫生

第四，口腔不适时应及时就诊。一旦"糖友"出现牙疼或是牙龈肿痛的症状，应及时就医，而不是靠抗生素、止痛药抑制疼痛。这些口腔症状是身体给出的"报警信号"，滥用药物不仅无法根治疾病，还会掩盖病情，延误治疗。对于反复发炎的智齿或是难以彻底治愈的病灶牙，经口腔科医生评估且在血糖水平控制良好后应尽早拔除。

第五，定期进行口腔检查。"糖友"应该定期接受正规

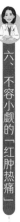

口腔检查,早期发现牙龈或牙齿存在的问题,并及时进行相应的治疗。只有"早发现、早治疗",才能避免容易被忽视的口腔问题成为口腔颌面部感染的"导火索"。

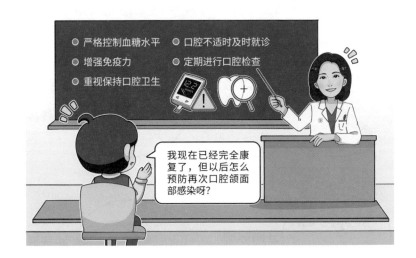

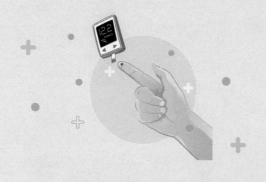

七、口干的"罪魁祸首"
——糖尿病与口干

口干,这一看似寻常的症状,实则与糖尿病之间存在着千丝万缕的联系。它是机体水分平衡失衡的外在表现,也是一种虽细微却不容忽视的身体信号,对人体的水分代谢、口腔健康乃至整体健康状况均有着重要影响。

糖尿病与口干,两者究竟如何纠葛?"糖友"是否会踏上一段口干的旅程?为何糖尿病会成为口干症状的"罪魁祸首"?随着口干的持续困扰,"糖友"又该如何应对?所有这些关乎"糖友"日常生活质量与健康的疑问,都将在接下来的篇章中逐一被揭晓……

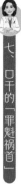
1. 为什么"糖友"容易感觉口干？

这个"罪魁祸首"就是高血糖。

高血糖会通过不同途径导致唾液减少，根据唾液腺功能有无异常，糖尿病口干被分为原发性口干和症状性口干。

原发性口干为高血糖引起唾液腺功能下降所致，唾液分泌量大大减少，"糖友"就会感到口干。

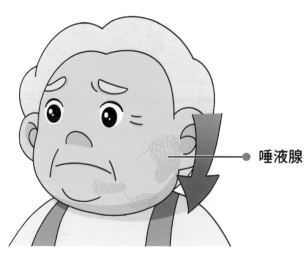

唾液腺

◑ 唾液腺功能下降引起口干

当糖尿病口干为症状性口干时，唾液腺功能正常，患者感到口干主要是由于高血糖影响了机体其他器官的代谢调节功能。一方面，"糖友"血糖水平高，尿糖水平也高，会进一步促进尿液排出，引起尿量增加，导致一定程度的脱水。于是机体会减少唾液腺分泌的唾液，以减少水分的丢失，在患者身上则主观感受为口干。

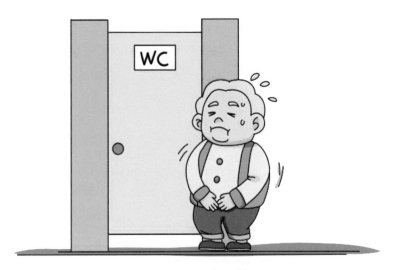

⋒ 血糖高引起尿量增加

另一方面，"糖友"的高血糖问题导致体内更容易出现酸碱平衡失调，引起缺血、缺氧等不适，使其不得不张口进行深呼吸。在患者张口呼吸的过程中，口腔内的水分蒸发过多，也会引起口干。

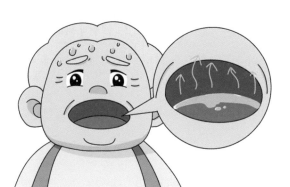

⬥ 张口呼吸导致口腔水分蒸发，从而引起口干

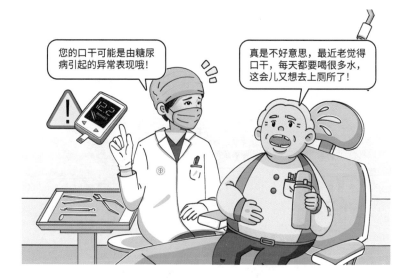

2. "糖友"有了口干的困扰，应该怎么办？

　　治疗口干要从控制血糖水平和缓解症状两方面着手。控制血糖水平非常重要，血糖得到良好控制后，口干的症状自然会得到缓解。

　　关于缓解口干症状，可以从以下几方面入手：

　　第一，改变饮食习惯。多食用新鲜蔬菜、水果，尤其是一些能刺激唾液分泌的酸味水果（山楂等）；可适当咀嚼无

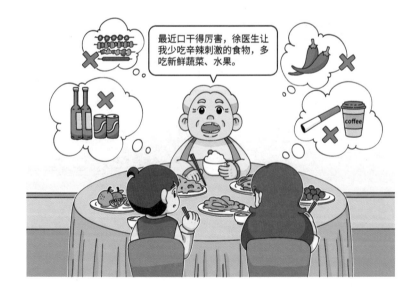

糖口香糖促进唾液分泌；避免食用辛辣和过咸的食物，避免烟、酒和咖啡因等刺激性因素。

第二，口服"祖国瑰宝"中药汤剂。中医认为，糖尿病口干症为"肺、脾、肾热盛阴虚"所致，治疗以口服滋阴生津的中药汤剂为主，如沙参麦冬汤与益胃汤等。

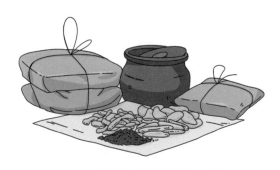

◑ 可口服滋阴生津的中药汤剂

第三，对于合并干燥综合征的"糖友"，可在医生指导下使用毛果芸香碱等拟胆碱药，或使用人工唾液来缓解症状。考虑到人工唾液作用时间短暂，建议最好在餐前或夜晚使用，以利于用餐和睡眠。

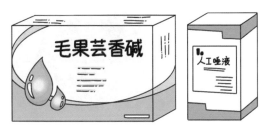

◑ 在医生指导下使用毛果芸香碱等拟胆碱药或人工唾液来缓解症状

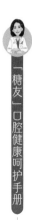

3. 最近总感觉口干想喝水，我是不是得糖尿病了？

不一定。口干不都是糖尿病惹的祸，有以下几点可帮助大家鉴别：

第一，区别嘴唇干和口腔干。如果只是嘴唇干燥，那可能与唇部疾病有关，而非糖尿病的"报警信号"。

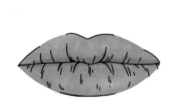

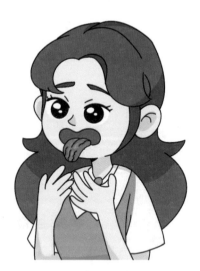

∩ 区别嘴唇干和口腔干

第二，区分缺水口干和糖尿病口干。缺水口干常伴随嘴唇干燥，最大的特点是在喝水后口干症状能够得到明显缓解，并且尿量没有明显增加。而患糖尿病时则常伴有"多饮多食多尿，体重减轻"的"三多一少"症状，也就是说，"糖友"喝水之后对口干症状的缓解作用有限，并且尿量会大量增加。

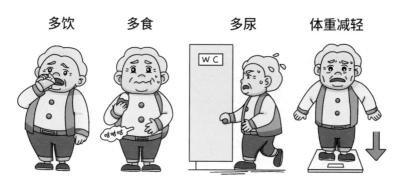

多饮　　　多食　　　　多尿　　　体重减轻

❶ 糖尿病患者的"三多一少"

第三，还有其他很多可引起口干的疾病和情况，如尿崩症、唾液腺的炎症和损伤，其中尿崩症也同样表现为口干、多饮、多尿；还有服用抗胆碱药、抗抑郁药、抗组胺药等药物都容易引起口干，在服药期间可能会引起持续的、喝水无法缓解的口干。

虽然早期糖尿病的口干具有一定的特征，但单凭症状其实很难辨别是否患有糖尿病。为了明确诊断，建议去正规医院测量血糖水平并咨询医生。

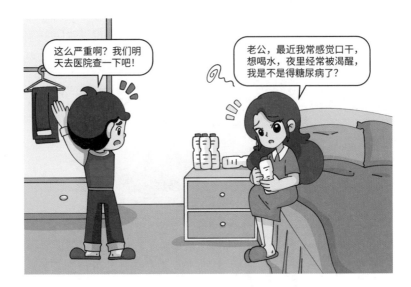

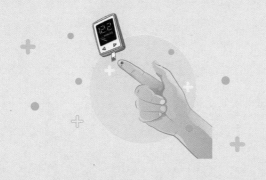

八、味觉的变化之旅
——糖尿病与味觉异常

味觉,是食物在人的口腔内对味觉器官化学感受系统的刺激并产生的一种感觉,是一种相当复杂和重要的特殊感觉,对人体摄取营养物质以及维持机体内环境的稳定有着重要作用。

糖尿病会影响味觉吗?"糖友"会有怎样的味觉变化过程呢?为什么"糖友"会出现味觉异常?随着味觉异常的发生,"糖友"的生活质量会大大降低,还可能引起消瘦、营养不良等潜在问题,甚至导致自我保护的预警系统减弱和丧失,从而威胁自身安全和健康。那么,"糖友"又该如何应对?味觉异常是可以预防或者被治愈的吗?这种种问题都将在接下来的内容中一一被展开……

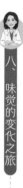

1. 为什么有些"糖友"会出现味觉异常？

有些"糖友"会有这样的困惑，为什么人患了糖尿病以后味觉发生了变化？尝什么都是淡淡的，嘴巴里常常没什么味道，反而时不时更想吃点重口味的东西。有这样疑问的"糖友"可要当心了，这很有可能是糖尿病引起的味觉异常。

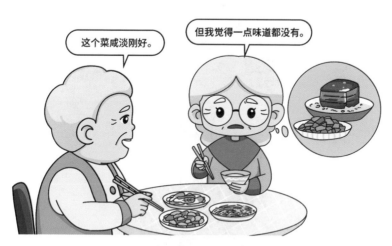

○ 糖尿病可能会引起味觉异常

味觉异常是一种以味觉感受异常为特征的疾病，易导致患者出现食欲不振、体重减轻、营养不良，严重时甚至影响身心健康。

味觉有甜、酸、咸、苦、鲜 5 种，品尝这些味道有赖于口腔中的味蕾及味觉相关的神经纤维。当味蕾接触到口腔中不同口味的食物时，信号沿着神经纤维传导到我们的大脑，从而让我们能感受到各种美味。

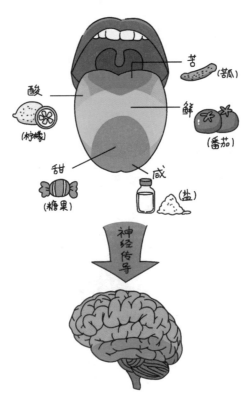

ℍ 味蕾让味觉信号沿着神经纤维传导到大脑

为什么有些"糖友"会出现味觉异常呢？这可能和糖尿病的一个常见并发症——神经病变有关。由糖尿病导致的神经病变可影响神经系统的各个部分,其中周围神经病变常会引起味觉信号转导异常,表现为对甜味、咸味等味觉的敏感度降低,甚至口腔内出现金属味等异常味道。由于味觉减弱,"糖友"会无意识地摄入更多的糖、盐及调味品,从而更加不利于血糖水平的控制。

"糖友"发生味觉异常不仅影响其生活质量,还可能会丧失感知危险的能力,对自身安全造成严重影响。因此,"糖友"早期发现味觉异常并及时采取措施至关重要。

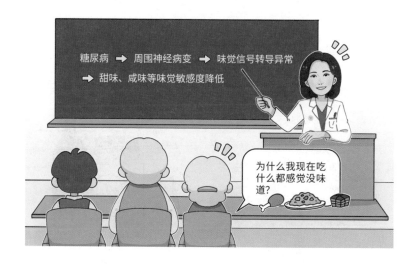

2. "糖友"发生味觉异常后应该怎么做？

"糖友"若发生了味觉异常，可以从以下几方面入手：

第一，血糖水平控制。积极监测血糖水平，按照医生的建议进行胰岛素注射或口服药物。

第二，饮食管理。摄入均衡的饮食，包括富含维生素和矿物质的食物。由于糖尿病可能导致人对甜、咸等味觉的敏感度降低，故应格外注意避免摄入过量的糖、盐和调味品。

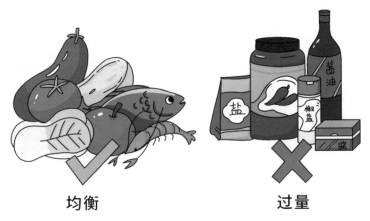

均衡　　　　　　　　过量

∩ 饮食管理

第三，口腔卫生保健。大量研究已经证实了牙周病与糖尿病的相关性，日常口腔清洁和定期的牙周治疗不仅可以改善口腔异味，对血糖的控制也至关重要。

第四，药物缓解。目前尚无明确的药物可以治疗由糖尿病引起的味觉异常，"糖友"应根据医嘱按时服用降糖药物，同时可在咨询医生后适当服用维生素 B_1、甲钴胺等营养神经药物，以缓解症状。

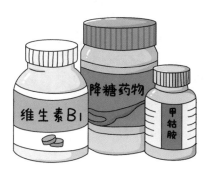

↑ 根据医嘱服用药物以缓解症状

第五，心理问题管理。味觉异常可能会对"糖友"的心理状况和情绪产生影响，失去对食物的正常感知可能使其出现沮丧、焦虑或社交障碍。这些心理因素也需要得到关注和管理。

糖尿病与味觉异常之间的关系复杂多样。虽然研究正在不断深入，但目前尚没有特定的药物或治疗方法可以完全恢复味觉异常。因此，对于"糖友"来说，控制血糖水平、加强饮食管理和定期进行口腔检查仍然是应对味觉异常的必要方法。

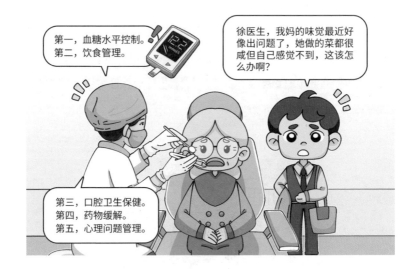

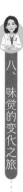

3. 味觉异常的发生可以预防吗？如何预防？

味觉异常在一定程度上是可以预防的。"糖友"可谨记以下预防措施：

第一，保持良好的血糖水平是最重要的预防措施之一。通过定期测量血糖水平、遵循医嘱服用药物或皮下注射胰岛素、制订合理的饮食计划来实现这一目标。

第二，饮食管理。饮食在糖尿病管理中起着关键作用。应尽量避免进食高糖和高盐的食物，同时增加膳食的多样性，均衡饮食。

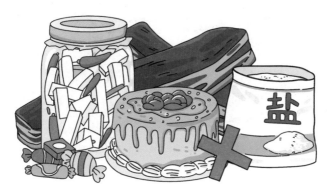

ᘛ 尽量避免进食高糖和高盐食物

第三,戒烟和限酒摄入。吸烟和酗酒对健康有害,还可能会加速味觉异常的发生。因此,戒烟和限酒摄入对控制糖尿病以及预防味觉异常的发生至关重要。

第四,定期检查和咨询。定期进行口腔检查,包括检查牙齿和牙龈的健康。一旦发现口腔问题,早诊断、早治疗非常重要。要及时告诉医生自己任何味觉异常的变化,以便医生制订个性化的预防和管理计划。

最后,可以用一首打油诗来总结以上预防措施:

血糖控制最重要,饮食均衡少不了;

口腔保健要记牢,烟酒伤身要戒掉;

定期检查勿忘记,告知医生来帮您。

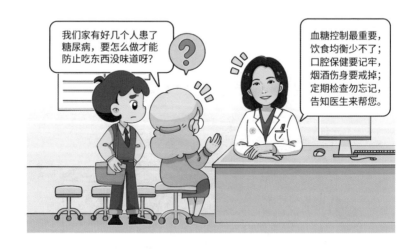

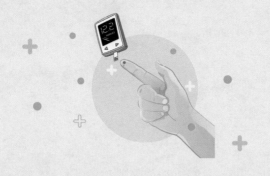

九、口腔溃疡二三事
——糖尿病与口腔溃疡

　　口腔溃疡,是一种常见的口腔黏膜病,可出现在唇、颊、舌黏膜或牙龈等处,溃疡面常呈圆形或椭圆形,并伴有较为明显的疼痛感。

　　"糖友"更容易出现口腔溃疡吗? 发生口腔溃疡后,"糖友"口腔局部可能会出现疼痛,甚至影响进食和生活。那么,"糖友"该如何应对口腔溃疡呢? 口腔溃疡的发生是可以预防的吗? 下面让我们一起来了解口腔溃疡的二三事……

1. "糖友"更容易出现口腔溃疡吗？

是的。"糖友"血糖偏高、口腔内唾液量少、缺乏微量元素，容易反复发生口腔黏膜溃疡。口腔溃疡的典型表现为"红、黄、凹、痛"，可发生在口腔内的任何部位，具有复发性、周期性和自愈性的特点。其发病与免疫、遗传、系统性疾病、感染和环境等因素密切相关。

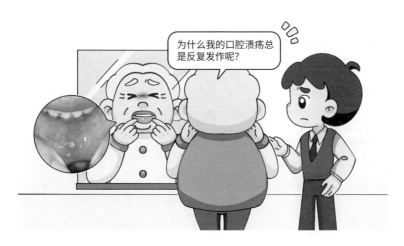

那么，为何"糖友"更容易出现口腔溃疡呢？

第一，血糖升高时，唾液中糖分含量也会相应增高，造成口腔内细菌滋生,引发局部炎症反应。

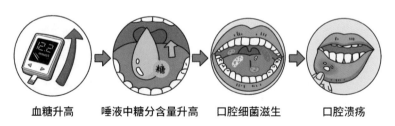

血糖升高　　唾液中糖分含量升高　　口腔细菌滋生　　口腔溃疡

↑ 血糖高容易引发口腔内局部炎症反应

第二,"糖友"易出现水、电解质代谢紊乱,体内水分缺乏,唾液分泌量减少,口腔的自洁作用减弱,口腔黏膜对外界刺激的防御能力下降,此时易出现口腔溃疡。

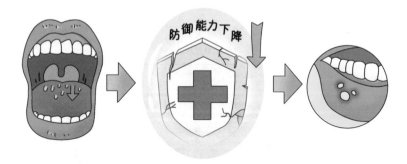

↑ 唾液分泌量减少导致口腔黏膜防御能力下降,易出现口腔溃疡

第三,"糖友"日常需要控制饮食,在此过程中易引起微量元素及维生素缺乏,尤其是锌、铁、叶酸和维生素 B_{12} 缺乏时,可导致口腔溃疡的发病概率上升。

第四，"糖友"出现精神紧张、情绪波动、睡眠质量不好、抵抗力下降时，也易发生口腔溃疡。

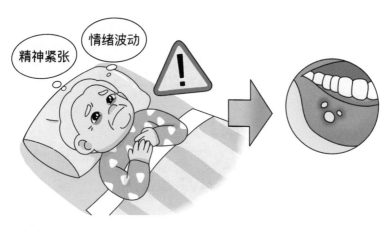

∩ "糖友"精神压力大、免疫力下降时也易发生口腔溃疡

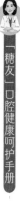

2. 口腔溃疡有哪些应对方法及注意事项？

　　口腔溃疡的治疗以减轻疼痛、促进溃疡愈合为主要目的。对患口腔溃疡的"糖友"而言，应在控制好血糖的同时，积极寻找引起溃疡的相关诱因并加以控制。优先选择局部治疗；症状较重者，可联合全身治疗。

　　第一，药物治疗。

　　（1）局部用药。

　　①抗炎类药物：可使用不同剂型的抗生素或激素类药物。贴于溃疡处的膜剂能够在黏膜表面形成"保护伞"，缓慢释放治疗药物；含漱液是通过药物与口腔黏膜充分接触来发挥作用；除此之外，还有超声雾化剂和可以涂于溃疡表面的软膏、凝胶、散剂等。②止痛类药物：止痛类药物中含有能够麻醉止痛的成分，只要将其涂于溃疡创面上，就能大大缓解口腔溃疡所带来的疼痛。③促进愈合类药物：将含有生长因子的凝胶涂抹于溃疡处可促进其愈合。④局部封闭剂：激素和利多卡因混合液，用于溃疡局部。

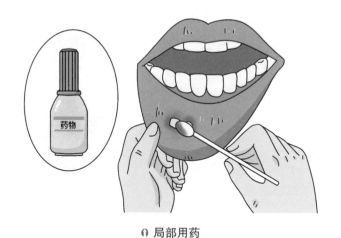

ᕀ 局部用药

（2）全身用药。全身应用糖皮质激素、免疫抑制剂、免疫增强剂或生物制剂，达到对因治疗、减少复发、缓解症状的目的。

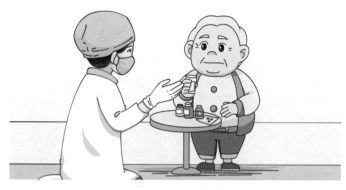

ᕀ 遵循医嘱全身用药

（3）中医药治疗：应用中成药或针灸治疗。

第二，物理治疗。包括激光治疗、超声波雾化治疗、微波治疗、毫米波治疗、紫外线疗法等。

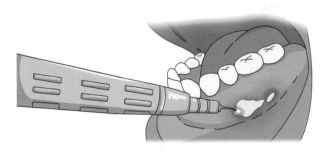

⋔ 物理治疗

第三，心理治疗。减少"患癌"疑虑，以及接受适当的心理治疗等。

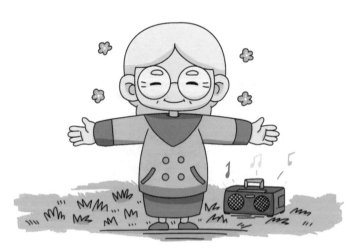

⋔ 保持心情愉快

3. 口腔溃疡的发生可以预防吗？

口腔溃疡的发生是可以预防的。为了预防口腔溃疡的发生，"糖友"在日常生活中应注意以下事项：

第一，尽早拔除口腔内无法保留的残根、残冠等，避免其对口腔黏膜造成损伤。同时应定期洗牙、按时刷牙，养成良好的口腔卫生习惯。

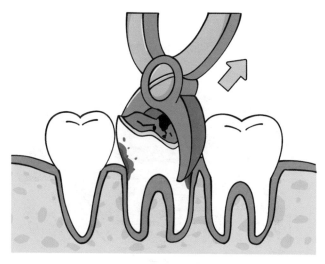

ⓞ 尽早拔除口腔内无法保留的残根残冠

第二,保持营养均衡,养成规律的进食习惯,饮食清淡,避免进食可能损伤口腔黏膜的粗糙、过烫或辛辣的食物。

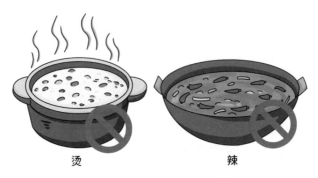

烫　　　　　　　　　　辣

ↂ 避免进食过烫或过辣的食物

第三,保持心情愉悦,避免焦虑情绪。保证充足的睡眠时间,提高睡眠质量。

第四,养成每日定时排便的习惯。多进食膳食纤维含量丰富的食物,适当活动,防止便秘。

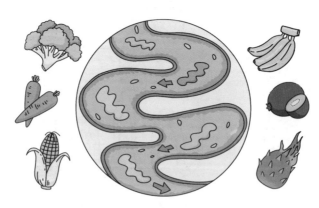

ↂ 多进食膳食纤维含量丰富的食物促进肠道蠕动

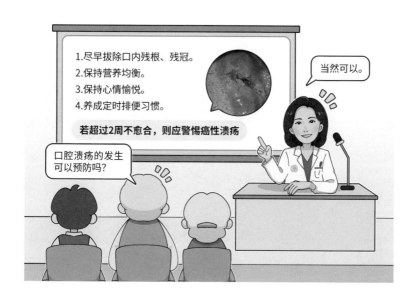

若溃疡形状不规则、边缘不齐，周围呈菜花状，容易出血，质地偏硬，超过 2 周不愈合，则应提高警惕，及时就诊。

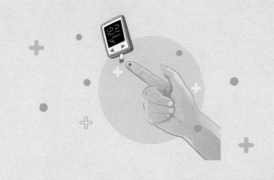

十、乘虚而入的白色念珠菌
——糖尿病与口腔念珠菌病

口腔念珠菌病,好发于舌部、嘴唇、口角和皮肤等处,包括念珠菌性口炎、念珠菌性唇炎、念珠菌性口角炎、慢性黏膜皮肤念珠菌病等。

"糖友"更易患口腔念珠菌病吗?口腔念珠菌病可能引发多种口腔问题,给"糖友"的健康带来负面影响。那么,口腔念珠菌病的主要症状有哪些呢?口腔念珠菌感染该如何治疗呢?下面让我们来进一步了解乘虚而入的白色念珠菌……

1. "糖友"更易感染口腔念珠菌吗?

是的,"糖友"更易患口腔念珠菌病。

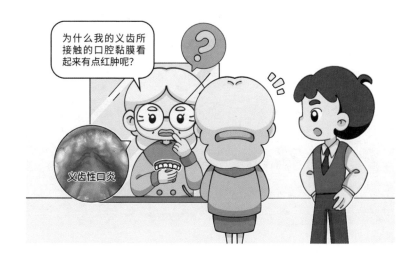

为什么我的义齿所接触的口腔黏膜看起来有点红肿呢?

义齿性口炎

第一,糖尿病相关疾病变化导致唾液腺的唾液分泌量减少。这使得"糖友"口腔内唾液少而黏稠,口腔黏膜普遍干燥,口腔的自洁作用下降,口腔黏膜对外界刺激的防御能力下降,更易发生念珠菌感染。

第二,"糖友"免疫防御功能出现障碍,免疫细胞的保护作用降低,这也让念珠菌更容易"乘虚而入"。

第三,"糖友"血糖水平控制不佳时,血液中高水平的葡萄糖可能通过唾液分泌,引起唾液中糖分含量增高,为口腔念珠菌的增殖提供了有利条件。

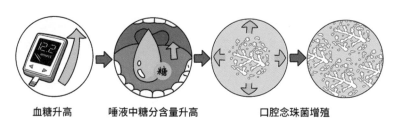

血糖升高　　　唾液中糖分含量升高　　　口腔念珠菌增殖

ⓞ 血糖水平控制不佳为口腔念珠菌增殖提供了有利条件

2. 口腔念珠菌病的主要症状有哪些？

口腔念珠菌病好发于舌部、嘴唇、口角，也可影响面部皮肤、指甲和头皮等处。

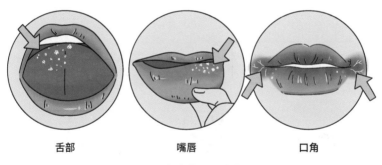

| 舌部 | 嘴唇 | 口角 |

⋒ 口腔念珠菌病好发部位

第一，念珠菌性口炎。主要有鹅口疮、抗生素口炎、义齿性口炎三种类型。

口腔念珠菌病可伴有口干、烧灼感和疼痛感。鹅口疮表现为乳白色绒状假膜，可能发生在口腔黏膜的任何部位；抗生素口炎多表现为黏膜上的红斑，常见于舌上，严重时会出现舌乳头萎缩；义齿性口炎常发生于上颌活动义齿所接

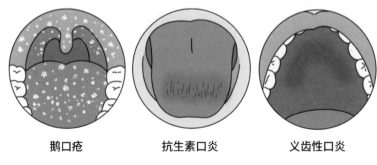

鹅口疮　　　　　抗生素口炎　　　　义齿性口炎

❶ 三种类型的念珠菌性口炎

触到的黏膜,黏膜呈亮红色水肿。

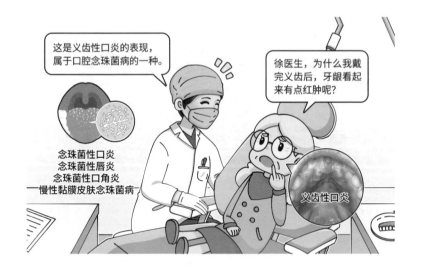

第二,念珠菌性唇炎。分为糜烂型和颗粒型。糜烂型表现为下唇有鲜红色的糜烂面,表面脱屑;颗粒型表现为下唇肿胀,在嘴唇与皮肤的交界处常有散在突出的小颗粒。

第三，念珠菌性口角炎。常发生在双侧口角,皮肤与黏膜发生皲裂,常有糜烂和渗出物,邻近的皮肤与黏膜充血。

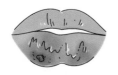
糜烂型念珠菌性唇炎

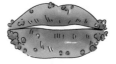
颗粒型念珠菌性唇炎

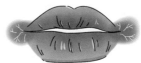
念珠菌性口角炎

　　第四，慢性黏膜皮肤念珠菌病。这是一种特殊类型的念珠菌感染,范围涉及口腔黏膜、面部皮肤等处。首先表现为经久不愈的口腔真菌感染;皮肤病损初期表现为红斑、疣状增生、表面结痂,后形成结节,常高出皮面 1～3 cm。

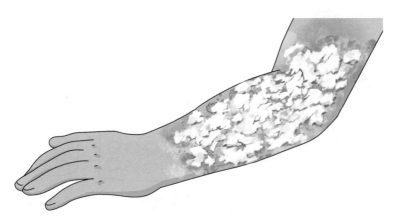
⋔ 慢性黏膜皮肤念珠菌病

3. 口腔念珠菌感染该如何治疗？

第一，控制血糖水平。

第二，药物治疗。

（1）局部药物治疗。"糖友"可以使用具有抗真菌作用的含漱液、凝胶、贴片等，以及具有抗炎杀菌作用的消炎药。

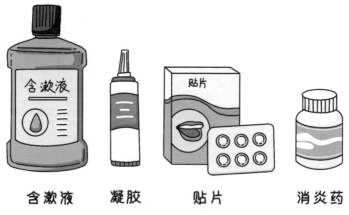

含漱液　　凝胶　　贴片　　消炎药

🔾 使用具有抗真菌作用的含漱液、凝胶、贴片、消炎药等

（2）全身抗真菌药物治疗。"糖友"可以在医生的指导下服用抗真菌药物来抑制念珠菌感染。

第三，支持治疗。加强营养，增强机体免疫力。必要时辅以增强免疫力的治疗措施。

第四，手术治疗。对念珠菌白斑伴上皮异常增生者，应定期复查，若疗效不明显或为重度上皮异常增生者，应考虑手术切除。

第五，加强口腔护理。保持口腔清洁，摒弃舔唇、吮舌等不良习惯。戴义齿的"糖友"更要注意义齿的清洁卫生。

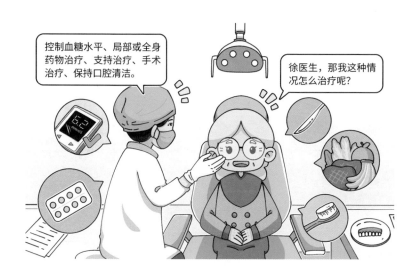

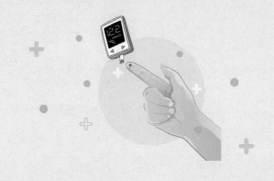

十一、口腔也会长"苔藓"?
——糖尿病与口腔扁平苔藓

　　扁平苔藓,是一种常出没于口腔黏膜、皮肤的顽固性病症,以其独特的白色网状斑纹、瘙痒的丘疹为显著特征,给患者带来了诸多不适。

　　糖尿病患者长期处于高血糖状态,这如同打开了身体的"防御缺口",为扁平苔藓的滋生提供了"温床"。那"糖友"是否更容易发生口腔扁平苔藓呢?日常生活中,糖尿病患者又该如何警惕扁平苔藓的"到访"?如果"糖友"发现自己口腔内出现了扁平苔藓,又应该如何应对呢?更值得关注的是,口腔扁平苔藓会癌变吗?出现哪些情况时应提高警惕呢?下面让我们来深入探究两者的关联密码……

1. "糖友"更容易发生口腔扁平苔藓吗？

是的，"糖友"更容易发生口腔扁平苔藓。

有些"糖友"有时会感觉自己的口腔黏膜很粗糙，张嘴一看，发现口腔里长了一些白色的网状条纹。

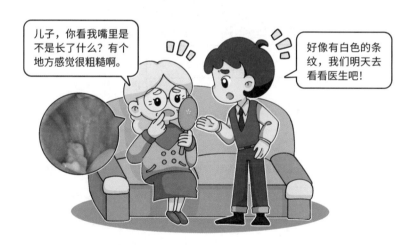

> 儿子，你看我嘴里是不是长了什么？有个地方感觉很粗糙啊。

> 好像有白色的条纹，我们明天去看看医生吧！

这种白色条纹一般不痛不痒，往往会被大部分"糖友"忽略。其实，对这样的白色条纹更应该引起注意，因为这可能是高血糖伴发的一种口腔黏膜病——口腔扁平苔藓。

少部分患者会感觉疼痛，或是在某些食物（如酸性、辛辣食物）或牙膏的刺激下才感到疼痛，但对于大部分患者来说，口腔扁平苔藓没有明显的症状。

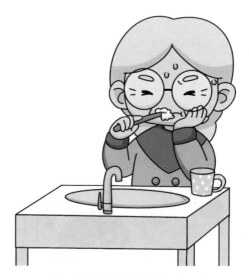

ⓞ 少部分患者受到刺激时会感到疼痛

有数据显示，高达40％的口腔扁平苔藓患者同时患有糖尿病。"糖友"之所以是口腔扁平苔藓的高发群体，是因为口腔扁平苔藓属于一种与黏膜免疫相关的慢性炎症性疾病，血糖水平的升高，会导致机体黏膜的免疫功能逐渐降低，使得"糖友"更容易患口腔扁平苔藓。有时，"糖友"会发现，不止口腔，皮肤上也可能会出现类似的损害。

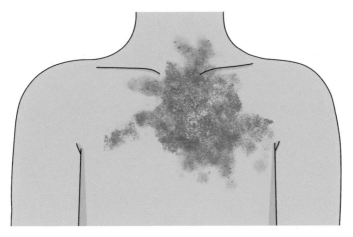

⋂ 不止口腔，皮肤上也可能会出现类似的损害

　　但口腔黏膜通常是扁平苔藓的首发部位。因此，"糖友"要多关注自己的口腔黏膜状态。

2. "糖友"发现自己口腔内出现扁平苔藓后应该如何应对?

第一,积极控制血糖水平,维持血糖稳定。

第二,保持良好的口腔卫生,尤其是保持口腔扁平苔藓病损周围的卫生。

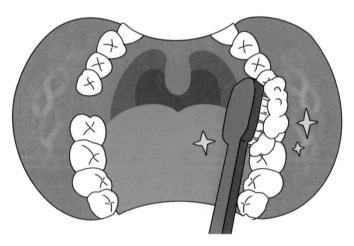

ℹ 特别注意保持口腔扁平苔藓病损周围的卫生

第三、避免过热、过咸、过酸或过辣的饮食。减少进食高脂肪、高胆固醇食物,适量地补充富含优质蛋白质及维生素的食物；同时要忌烟、忌酒，避免过度劳累。

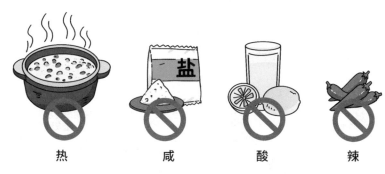

热　　　　咸　　　　酸　　　　辣

❶ 避免过热、过咸、过酸或过辣的饮食

第四，积极、主动地到口腔科就诊，请医生对口腔黏膜状况进行评估，从而控制病情。请注意，经治疗后，即便转为无症状，也要每3～6个月至医院进行一次复诊评估。

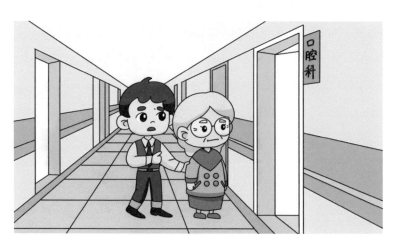

❶ 积极、主动地到口腔科就诊

总体来说，口腔扁平苔藓是一种较为常见的口腔黏膜病，"糖友"也不要过于担心。"糖友"只有在日常生活中保持口腔卫生，尽量减少局部刺激，建立健康的生活方式，保证营养均衡、心情舒畅，才能远离口腔扁平苔藓。

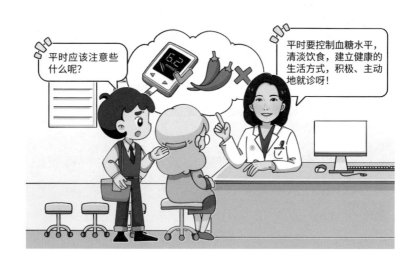

3. 口腔扁平苔藓会癌变吗？出现哪些情况应警惕？

口腔扁平苔藓属于"癌前病变"之一，有可能发展为口腔癌。

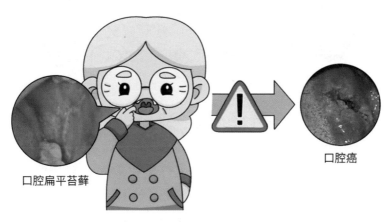

口腔扁平苔藓　　　　　　　　　口腔癌

ᴏ 口腔扁平苔藓有可能发展为口腔癌

调查发现，每 10 万名糖尿病患者中就有近 300 人患有口腔癌。因此，"糖友"在面对口腔扁平苔藓这一疾病时，要引起高度重视，及时采取相关措施，积极应对，以免发生恶变。

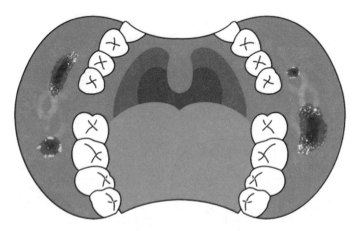

那么,出现哪些症状时需要提高警惕呢?

第一,口腔扁平苔藓部位出现长时间的糜烂,伤口处长期未愈合;或者是经治疗后虽然愈合了,但是隔一段时间又在同一个部位复发。

❶ 口腔扁平苔藓部位出现长时间的糜烂

第二,病损部位底部变硬,白色斑块表面变粗糙或者呈绒毛状。

第三,病损部位表面萎缩,或者表面看起来发红、发亮等。

以上这些均提示口腔扁平苔藓有可能发生癌变。因此,当"糖友"发现了上面描述的异常现象时,要特别注意,积极到医院进行相关检查并配合治疗,降低癌变风险。

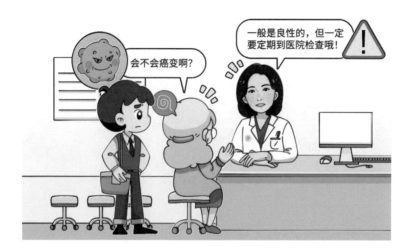

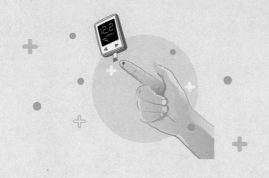

十二、舌头上的沟纹之谜
——糖尿病与沟纹舌

　　舌，是口腔内的肌性器官，表面覆盖黏膜。正常舌体为粉红色，表面有光泽，湿润，柔软，舌体上分布有舌乳头，是感受味觉和触觉的重要结构。

　　然而，有些"糖友"会发现，自己的舌头中间有个"沟"，这是怎么回事呢？它与糖尿病有着什么样的联系呢？渐渐地，"裂开"的舌头还可能引起口臭、疼痛等情况，这又该怎么办呢？如果不处理沟纹舌，还会诱发其他口腔问题吗？请各位"糖友"别着急，这些问题的答案，都即将在这个章节为您一一展开……

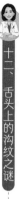

1. 个别"糖友"舌头中间的"沟"是怎么回事？

经常有"糖友"发现自己舌头上出现"沟沟壑壑"的纹路，临床上我们称之为"沟纹舌"。

沟纹舌是一种常见的口腔黏膜疾病，通常由多种原因引起，例如家族遗传、精神压力、不良习惯（吸烟、饮酒等）、全身疾病（糖尿病、消化系统疾病、免疫系统疾病等）。

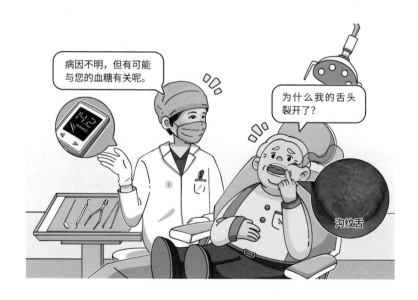

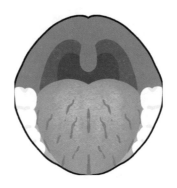

∩ 沟纹舌

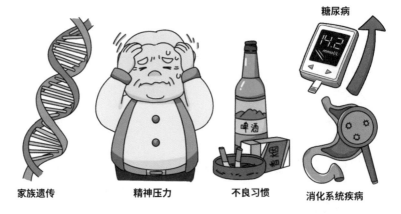

糖尿病

家族遗传　　　精神压力　　　不良习惯　　消化系统疾病

∩ 沟纹舌通常由多种原因引起

　　据世界卫生组织统计，糖尿病的并发症高达 100 多种，多个器官都可能受牵连，口腔中的舌头也不例外。患者的舌形可能出现胖大舌、齿痕舌、沟纹舌等表现。通常来讲，舌部的裂纹多出现在舌面的前三分之一区域，纵行排列。

　　沟纹舌通常无症状，很少有"糖友"会自觉疼痛。由于

"糖友"的唾液量少、唾液流动速率低,唾液内含糖量高,口腔自洁作用减弱,使得各种微生物更易滋生。因此,当食物颗粒被留在舌头的裂隙内、口腔卫生不佳及营养不良时,沟纹舌的情况就可能会恶化。

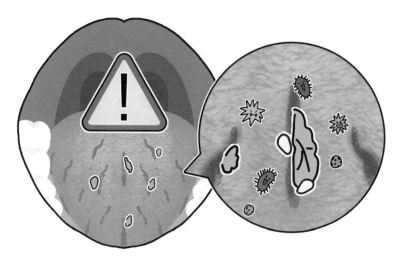

ⓝ 口腔卫生不佳可能会引起沟纹舌情况恶化

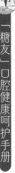

2. 沟纹舌需要治疗吗？

沟纹舌一般不需要治疗。

"糖友"如果看到自己有了沟纹舌，不用过分紧张、焦虑，该病多为良性病变，没有症状者一般不需要治疗。

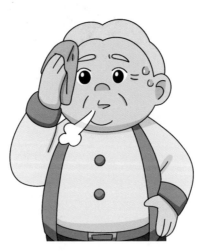

ᕦ 沟纹舌患者不用过分紧张、焦虑

关于日常保健方面，"糖友"可以牢记以下准则：

第一，控制血糖水平，调整饮食习惯。

第二,要提高口腔健康意识,定期至口腔科进行口腔检查。

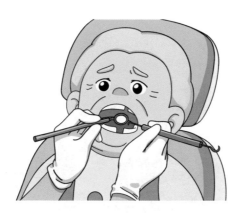

ᴖ 定期至口腔科进行口腔检查

第三,为了防止食物残渣和细菌在沟内积聚而产生口臭,"糖友"可在饭后、睡前用软毛牙刷轻刷舌部。

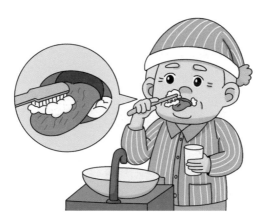

ᴖ 在饭后、睡前用软毛牙刷轻刷舌部

第四，保持心情愉快。过度焦虑、紧张的精神状态会导致人体免疫力下降，不利于疾病恢复。"糖友"平时可多参加体育活动，注意调整心态，保持心情愉快。

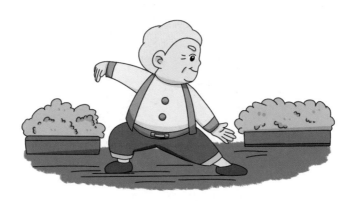

🎧 多参加体育活动、调整心态

一般对于沟纹舌的治疗，"糖友"仅需在日常保健方面下功夫，坚持以上四点准则，将有助于"糖友"控制沟纹舌的进展。如若一直对其放任不管，则可能会加重或引发其他症状，进而影响"糖友"的日常生活质量。

那么沟纹舌出现什么情况时需要引起警惕呢？主要有以下几点：

第一，出现炎症。主要表现为口臭、疼痛。治疗以局部消炎为主，可以用消炎的漱口剂。在含漱的时候，要将舌背拱起，以利于去除掉沟内的食物残渣，使沟纹张开并完全浸泡在漱口液中，能在一定程度上起到局部清理和消炎的作用。

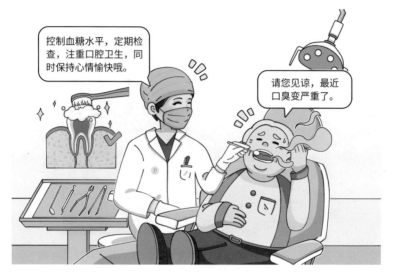

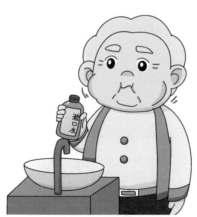

⚓ 使用漱口水从而局部清理食物残渣

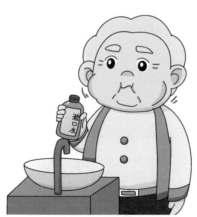

　　第二,感到疼痛。可以根据医生的指示,在饭前局部应用含有麻醉药物成分的漱口水漱口,这样既能够有效缓解

疼痛，又能够起到抑菌作用。

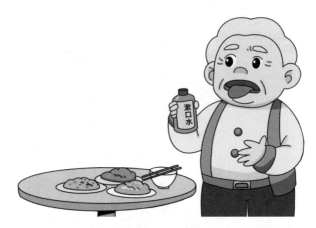

◑ 在饭前局部应用含有麻醉药物成分的漱口水漱口以缓解疼痛

第三，伴发全身其他症状的"糖友"，例如伴有贫血或维生素缺乏者，可以服用补铁药物或者复合维生素片等。

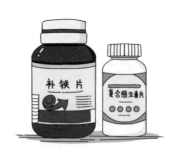

◑ 根据医嘱服用相应补剂

3. 沟纹舌不处理会诱发其他口腔问题吗？

　　会的。我们都知道，口腔内的许多疾病都会相互影响，例如牙龈炎可能会进一步发展为牙周炎，长期不治疗的"蛀牙"可能会导致牙髓炎。沟纹舌也不例外。具体原因是什么呢？

　　第一，由于沟纹舌的舌头上会出现很多裂纹，这样一来

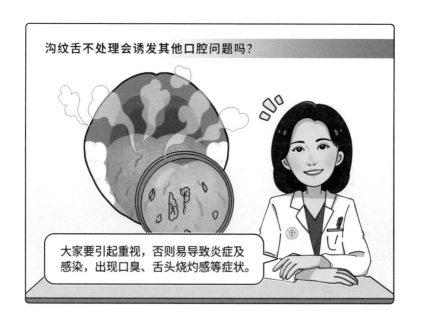

沟纹舌不处理会诱发其他口腔问题吗？

大家要引起重视，否则易导致炎症及感染，出现口臭、舌头烧灼感等症状。

食物残渣就容易藏在里面,导致舌头上的裂纹处容易滋生细菌,进而导致炎症及感染,出现口臭、舌头烧灼感等症状,影响"糖友"的日常社交和生活质量。

第二,这些"藏污纳垢"的裂纹也会导致口腔整体卫生状况越来越差,牙龈炎、牙周炎接踵而至,而牙周炎是糖尿病的"第六病因",与糖尿病会相互加强,即糖尿病易引发

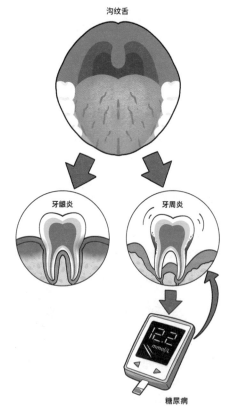

ᕮ "沟纹舌"裂缝影响口腔卫生,从而引起牙龈炎和牙周炎,牙周炎和糖尿病互相影响

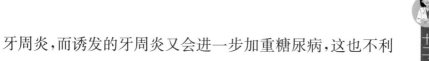

牙周炎,而诱发的牙周炎又会进一步加重糖尿病,这也不利于糖尿病管理。

总而言之,"糖友"对沟纹舌要给予高度关注,虽然没必要过度紧张,但"躺平"的心态并不可取,若发现特殊症状请及时就医。